甲状腺相关眼病一本通

主编　魏锐利

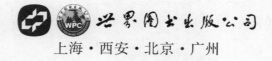
世界图书出版公司

上海·西安·北京·广州

图书在版编目（CIP）数据

甲状腺相关眼病一本通 / 魏锐利主编 . —上海：
上海世界图书出版公司，2021.11（2023.05重印）
ISBN 978-7-5192-9042-9

Ⅰ. ①甲… Ⅱ. ①魏… Ⅲ. ①甲状腺疾病-并发症-
眼病-诊疗 Ⅳ. ①R581.06 ②R771.3

中国版本图书馆 CIP 数据核字（2021）第 215225 号

书　　名	甲状腺相关眼病一本通	
	Jiazhuangxian Xiangguan Yanbing Yibentong	
主　　编	魏锐利	
责任编辑	叶　婷	
装帧设计	南京展望文化发展有限公司	
出版发行	上海世界图书出版公司	
地　　址	上海市广中路 88 号 9–10 楼	
邮　　编	200083	
网　　址	http://www.wpcsh.com	
经　　销	新华书店	
印　　刷	江阴金马印刷有限公司	
开　　本	787 mm× 1092 mm　1/16	
印　　张	8	
字　　数	100 千字	
版　　次	2021 年 11 月第 1 版　　2023 年 5 月第 2 次印刷	
书　　号	ISBN 978–7–5192–9042–9 / R · 602	
定　　价	29.80 元	

编委会名单

前　言

　　甲状腺相关眼病（TAO）是一个较为复杂的自身免疫病。即使是眼科学和内分泌学专业的医生，也不是每一个人都能讲得清楚、搞得明白的，更何况普通的非医学专业的患者。一方面由于受医疗技术水平的限制，医师有时可能会漏诊、误诊，贻误患者的治疗；另一方面患者对自己的病情有着诸多困惑，不知病情会如何发展，应该如何预防保健和治疗，甚至为找不到自己合适的治疗医生而心情焦虑无处排解。

　　甲状腺相关眼病对患者健康的影响广泛且显而易见。患者机体功能、社交能力、心理健康、健康感觉都受到影响，生活质量严重下降。可能出现视物重影、视力下降等机体功能异常；可能出现斜视、眼睑（俗称眼皮）退缩，特别是眼球突出而影响外观导致社交受挫，产生自卑、抑郁的心理或焦躁、易怒情绪；可能双眼干涩、刺痛甚至胀痛难忍，以至于有些患者要求医生摘除他的眼球以缓解疼痛。

　　甲状腺相关眼病又是个病程长、病情反复的疾病，而且影响病情的因素有很多。焦虑、抑郁等心理因素，婚姻恋爱、家庭矛盾、工作压力、烟草接触等环境因素，过于劳累等生理因素，都可以加重病情。如果患者及家属能够充分了解甲状腺相关眼病，掌握必要的保健知识，很多患者的病情可以得到较好的控制，获得几乎正常的外观和功能，不至于发展到失明甚至需要眼球摘除这样严重的后果。

　　国内已有几本甲状腺相关眼病的学术专著，但尚缺乏让普通甲状腺相关眼病患者能够看懂的指导手册,这也是本书写作的初衷。

　　笔者潜心钻研眼眶疾病30余年,特别是近20年来对甲状腺相关眼病进行了深入的研究。这本手册,是在针对眼科和内分泌医生而编写的《甲状腺相关眼病》基础上,收集了笔者经手的甲状腺相关眼病患者在治疗和康复过程中最迫切了解的内容,并对医疗网络咨询平台上患者对笔者的数万条提问中按重点筛选出问题,以问答的形式,从基础知识入手,以通俗易懂的语言从临床、影像学检查、诊断、治疗、防护和健康教育等6个方面,解答了患者最关心的141个问题,内容丰富、条理清晰、论述详尽、通俗易懂、实用性强,既是基层医务人员的良好读物,也是甲状腺相关眼病患者提高自我防护能力、配合医生治疗、有效控制病情的指导手册。

　　由于本书编写时间仓促,加上编者水平有限,不足之处在所难免,万望广大读者批评和指正。

魏锐利

2021 年 5 月

目 录

第一章
甲状腺相关眼病的基础知识

◆ 甲状腺相关眼病和甲状腺功能亢进症突眼是一回事吗?

◆ 甲状腺相关眼病还有哪些名字?

◆ 甲状腺相关眼病是否与甲状腺功能亢进症同时发生?

◆ 所有的甲状腺功能亢进症患者都会得甲状腺相关眼病吗?

◆ 甲状腺功能亢进症患者什么症状最先表现出来,眼部症状还是甲状腺功能亢进症症状?

◆ 甲状腺功能亢进症治疗好了,甲状腺相关眼病自然就会好吗?

1. 甲状腺相关眼病和甲状腺功能亢进症突眼是一回事吗?

要弄清楚甲状腺功能亢进症(甲亢)突眼和甲状腺相关眼病的关系,首先要了解毒性弥漫性甲状腺肿,毒性弥漫性甲状腺肿又称格雷夫斯(Graves)眼病,是一种自身免疫病,临床表现并不仅限于甲状腺,而是一种多系统的综合征,包括高代谢综合征、弥漫性甲状腺肿、眼部表现皮损和甲状腺肢端病。也就是说,眼病只是其中一部分的病损。其甲状腺以外的表现最常见于眼部,即甲状腺相关眼病,英文为: thyroid associated ophthalmopathy,简称TAO,作为Graves病的病损之一,甲状腺相关眼病可以单独存在而不伴有其他高代谢综合征。

　　尽管TAO最常与甲状腺功能亢进有关,但也不尽然。TAO患者中,伴有甲状腺功能亢进症者占90%,甲状腺功能减退症者占0.8%,桥本甲状腺炎者占3.4%,甲状腺功能正常者占5.8%。如果甲状腺功能保持正常,TAO通常病情较轻,疾病活动性和严重程度较低。此外,与伴有甲状腺功能亢进的TAO患者相比,甲状腺功能正常或甲状腺功能减退的患者更容易出现TAO双眼病情不对称。

　　Graves病导致甲状腺功能亢进引起的眼球突出我们称其为甲亢突眼,所以甲亢突眼是甲状腺相关眼病其中的一种类型,占了绝大多数而已,不要误认为甲状腺相关眼病都是由甲亢引起的。

2. 甲状腺相关眼病还有哪些名字?

　　由于对甲状腺相关眼病认识的不断发展,各个时期命名不同,相对混乱,包括Graves眼病(GO)、甲状腺眼病(TED)、甲状腺相关眼病、甲状腺功能障碍性眼眶病、免疫性眼球突出、Graves眼科疾病。曾用名还有内分泌性突眼、恶性突眼、浸润性突眼、甲亢突眼、突眼性甲状腺肿等,眼球突出伴甲亢称为Graves眼病,不伴甲亢称为眼型Graves病等等。在此我们统一称此类病变为甲状腺相关眼病,简称TAO。

3. 甲状腺相关眼病是否与甲状腺功能亢进症同时发生?

　　在大多数患者中,甲状腺相关眼病的发作与Graves甲状腺功能亢进症密切相关。

　　大部分患者眼部症状与甲状腺病变症状几乎同时出现,但也可在甲状腺功能紊乱出现之前10年或之后20年间发生。

　　在意大利比萨的一项研究中,在221例甲状腺相关眼病患者中,有91.4%的患者与甲状腺功能亢进症相关。其余8.6%的患者患有其他轻度甲状腺异常。甲状腺相关眼病可能在甲亢发作时和治疗后的任何时间发病,偶尔,在甲亢发作前1年以上的时间发病。

另一项研究发现,在2 405名患有Graves甲亢的人群中,发展为严重甲状腺相关眼病的女性患者,其甲状腺功能亢进症发作的中位年龄为44岁。这比那些单有Graves甲状腺功能亢进症的患者甲亢发病年龄中位数(40岁)大很多。在患有严重甲状腺相关眼病的男性中,甲状腺功能亢进症的中位年龄为52岁,相比之下,不伴有甲状腺相关眼病或伴有轻度甲状腺相关眼病的患有Graves甲亢男性中位年龄为43岁。这反映了一个事实,即在较晚的年龄发展为甲亢的患者中更容易发生甲状腺相关眼病,而且甲亢治疗后甲状腺相关眼病的发作可能会延迟。

4. 所有的甲状腺功能亢进症患者都会得甲状腺相关眼病吗?

甲状腺相关眼病临床上常表现为两种类型:甲状腺功能异常型眼病(甲亢和甲状腺功能减退)和甲状腺功能正常型眼病。它是一种自身免疫病,与甲状腺这个器官的免疫反应密切相关,而与甲亢没有直接的关系。

甲状腺相关眼病主要发生在Graves病患者,约占所有患者的80%,这部分患者会有甲亢症状。另有约10%发生于桥本甲状腺炎(HT)患者,这些患者病情比较复杂,在其不同的疾病阶段会表现出甲亢、甲状腺功能减退或者甲状腺功能正常。从发病时间来讲,约10%的患者,甲状腺相关眼病在甲状腺病变前数年出现。这种情况被称为甲状腺功能正常型Graves病,这些患者没有任何甲状腺病变的症状与体征,但如果进行完整序列的甲状腺抗体检测(甲状腺过氧化物酶抗体、甲状腺球蛋白抗体、阻断型、刺激型和结合型TSH受体抗体以及甲状腺生长刺激免疫球蛋白),几乎所有患者都可发现甲状腺自身免疫的证据。所以,并不是所有的甲状腺相关眼病都伴有甲亢。

5. 甲状腺功能亢进症患者什么症状最先表现出来,眼部症状还是甲状腺功能亢进症症状?

对于大多数患者而言,甲状腺相关眼病和甲状腺功能亢进症的发作密切相关。甲状腺眼病可以在甲状腺功能亢进症之前发作,或者是之后发作。当然,也可以同时发作。

一项意大利的研究发现,91.4%的甲状腺眼病和甲状腺功能亢进症相关,其余的8.6%眼病患者存在轻微的甲状腺异常。尽管甲状腺相关眼病最常发生在甲状腺功能亢进的患者,但是,甲状腺相关眼病也可以发生在其他的甲状腺功能异常的患者身上。

美国奥姆斯特德的流行病学调查确诊120例甲状腺眼病患者,90%为甲状腺功能亢进症,0.8%为甲状腺功能减退,3.3%为桥本甲状腺炎,5.8%为甲状腺功能正常者。对于108例甲状腺功能亢进的个体而言,20.3%的甲状腺眼病和甲状腺功能亢进症在相同时间点发作,61%的甲状腺眼病会在甲状腺功能亢进症发病前或后6个月内发作。

6. 甲状腺功能亢进症治疗好了,甲状腺相关眼病自然就会好吗?

人们常常有这样的误区,认为使用控制甲状腺功能亢进的药物,或者放射碘治疗甚至手术控制甲状腺功能亢进后,眼球突出会随之好转。答案是否定的,甲状腺相关眼病是一种自身免疫病,与甲状腺功能亢进没有直接的关系。甲状腺功能恢复正常后,甲状腺相关眼病不会自然痊愈。但甲状腺功能维持正常对甲状腺相关眼病的治疗是有利的。国内外有一系列观察研究均发现了甲状腺相关眼病的严重程度和甲状腺功能亢进或低下存在联系。尤其是甲亢经放射碘治疗后变为甲状腺功能减退与甲状腺相关眼病的发生或恶化有关。因此,建议不要追求过快、过猛的降低甲状腺功能指标,温和平稳的恢复并维持甲状腺功能正常更有利于预防甲状腺相关眼病的发生和恶化。总之,甲状腺功能紊乱对眼部病变是不利的。

第二章
甲状腺相关眼病的诊断

一、临床表现

◆ 甲状腺相关眼病有哪些表现？哪个最具特征性、最常见？

◆ 甲状腺相关眼病的早期表现有哪些？

◆ 仅凭病史和临床诊断可以判断甲状腺相关眼病吗？

◆ 医生常说的活动期是指什么？

◆ 怎样对甲状腺相关眼病造成的眼部受累进行分级？

◆ 为什么区分活动期和静止期很重要？

◆ 为什么评估严重程度很重要？

◆ 哪些甲状腺相关眼病患者更容易视力受损呢？

◆ 怎样判断一个患者是否有压迫性视神经病变？

◆ 压迫性视神经病变患者可以有正常的视力吗？

◆ 甲状腺相关眼病患者眼压升高就是青光眼吗？有什么特征性表现？

1. 甲状腺相关眼病有哪些表现？哪个最具特征性、最常见？

甲状腺相关眼病的临床表现复杂多样，但很少同时出现在同一例患者中。其中最具特征性也最常见的体征是上睑(俗称上眼皮)退缩,影响90%～98%的患者。

正常人双眼平视时,在角膜垂直中线上,上眼睑缘遮盖角膜上缘1～2 mm,下眼睑缘与角膜下缘相切(图2-1);向下注视时,上眼睑会随着眼球下转而下垂,始终遮盖角膜上缘1～2 mm,不会有上方露白或者称巩膜暴露(图2-2)。

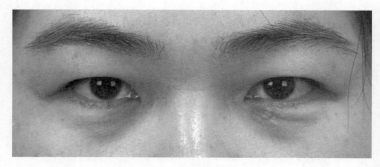

图2-1　向前平视

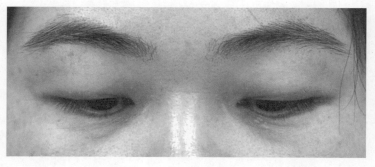

图2-2　向下注视

甲状腺相关眼病特有的上睑退缩,可以表现为平视状态上睑位置在角膜上缘或更高,暴露白色巩膜,呈"炯炯有神"状,俗称"露白";也可以异化为"甲状腺凝视",就是一种外侧睑裂增宽的特征性病症,呈"凝眉瞪目"状,即"睑峰外移"征(图2-3)。

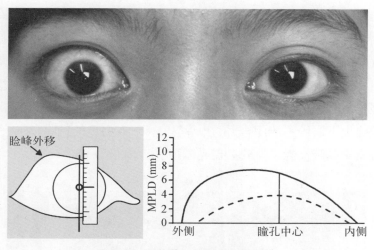

图2-3 甲状腺相关眼病上睑退缩

上睑退缩的发生是多因素的,包括提上睑肌的过度作用、瘢痕性或限制性因素、机械性因素(如眼球突出)等。在甲状腺相关眼病早期,可出现轻微的短暂的上睑退缩,可能是自主神经过度兴奋导致的。随着眼眶病的进展,提上睑肌和Müller肌出现炎症反应,肌肉的过度作用可以导致上睑退缩。在甲状腺相关眼病后期,眼球突出、眼睑肌肉的纤维化、下直肌的限制性肌病等因素,可以起到推波助澜的作用,加重上睑退缩。

当正常放松状态下,可以看到下方的白色巩膜,就是下睑(俗称下眼皮)退缩。下睑退缩一般是眼球突出所致(图2-4)。

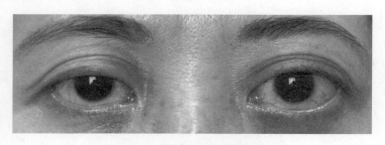

图2-4 甲状腺相关眼病下睑退缩

之所以会有上睑退缩，是因为甲状腺相关眼病患者上眼睑内有肌肉（学名米勒肌）受累，眼睛向下看时，病侧的上眼睑不能随着下转的眼球垂下，露出黑眼球（角膜）上方的眼白（巩膜），医学上称之为"上睑迟落"（图2-5）。继之影响眼睑上的另一条肌肉（提上睑肌），眼睛睁开时过度，露出角膜上方白色的巩膜，叫"上睑退缩"（图2-6），眨眼的动作减少，有的人睡眠时上下眼睑不能闭合，露出一条角膜下方白色的巩膜（图2-7），患者常常觉得眼睛干燥、异物感、畏光流泪、视力轻度下降。

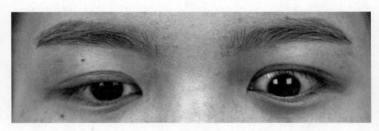

图2-5　左眼上睑迟落

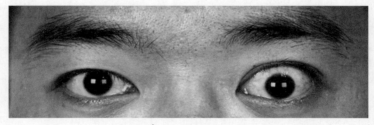

图2-6　左眼上睑退缩

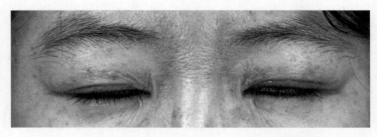

图2-7　双眼眼睑不能完全闭合（白色的巩膜暴露）

甲状腺相关眼病有如下表现：

（1）眼睑退缩，以上眼睑为重，退缩的眼睑可高于角膜上缘数毫米。外观看一眼大一眼小。甲状腺相关眼病上睑退缩的轮廓经常表现为外侧耀斑或称睑峰外移征，这种外观与甲状腺相关眼病病理表现高度相关，是甲状腺相关眼病最常见的特殊症状。

（2）单眼或双眼眼球突出，睑裂增大，呈"炯炯有神"状。

（3）当向下方注视时，上睑下落迟缓或不下落，称为迟落征阳性。

（4）眼外肌肥厚或纤维化，出现眼球运动障碍，视物成双。

（5）眼睑水肿，结膜充血水肿，眶周软组织肿胀。

（6）泪液分泌减少，眼睛干涩。

（7）眼睑不能闭合，尤其是在睡眠时不能闭合。长期角膜暴露会继发暴露性角膜炎、角膜溃疡，如不及时治疗，可导致失明。

（8）由于患眼较大，有时会被误认为是另一眼上睑下垂。

（9）眶压、眼压升高，眼胀痛，眶周痛/头痛，有时伴有恶心。

当眼球垂直向下运动时，退缩的上睑往往出现延迟，即眼睑迟落，眼睑仍维持在较高的位置。其他常见的体征还包括眼眶周围组织的肿胀、结膜水肿、充血，以及显著的眉间皱纹。

眼球突出也是甲状腺相关眼病患者常见的体征，正常人眼球突出度在12～14 mm，两只眼睛相差不会超过2 mm。眼球突出的原因主要来自两个方面：一是由于眼外肌肿大增粗；二是炎症导致的大量氨基葡聚糖（主要含可吸收水分的透明质酸）沉积在眼眶组织中，导致眼眶脂肪组织的增多。增大的眼外肌和增多的眶脂肪由于骨性无弹性的眼眶的存在，只能"向前发展"，最终导致了眼球突出。

眼球突出与下睑退缩高度相关。眼球突出的患者常常表现为眼睑闭合不全。许多此类患者，特别是睑裂较宽的患者，在荧光素下出现角膜下方的点状染色，当眼球向一方或多方运动时，多数的甲状腺相关眼病患者表现出眼球的运动障碍，从而出现视物成双，医学上称为"复视"。

2. 甲状腺相关眼病的早期表现有哪些?

甲状腺相关眼病早期症状常见为眼部外观改变。

在超过70%的患者中,症状首先表现为眼睑退缩,伴或不伴有眼球突出与眶周水肿。

在甲状腺相关眼病早期,有40%的患者会出现角膜刺激症状,包括异物感、畏光和流泪等。

复视在早期相对少见,一旦出现复视,患者通常会在清醒、疲倦或视线集中时首先注意到,且有时会伴有疼痛症状。

与凝视无关的眼眶疼痛则不常见,但可出现严重眼眶充血。

仅约5%的患者出现了视觉改变症状,例如,视物模糊或色彩感知的变化,这些症状可能是甲状腺相关视神经病变(压迫性视神经病变)的重要标志,并且多为继发性的改变,虽然大多数压迫性视神经病变的发生并非在早期,但由于部分患者因眼球突出不明显而忽略疾病本身,发现时已经出现视物模糊症状。

眼球半脱位(眼球突出到眼睑前方)是非常严重的症状表现,但幸运的是仅影响0.1%的患者,在疾病的早期并不常见。

3. 仅凭病史和临床诊断可以判断甲状腺相关眼病吗?

结合病史和外观等临床表现,大多数甲状腺相关眼病患者可以得到正确的诊断。然而,细心的鉴别诊断仍是有必要的。比如,一个50岁的甲亢女性患者伴有眼球突出,也有可能是甲亢合并双眼眶内非何杰金氏淋巴瘤。所以,在诊断甲状腺相关眼病之前,要先排除其他相似的疾病。

相当一部分患者一进诊室医生就知道他们患了甲状腺相关眼病。当医生很明确地告诉他们诊断的时候,他们都会很惊奇道:"你怎么知道?""我看了好多地方做了好多检查才诊断出来的!""你太神了!"其实这没什么,只是医生实在是对这个疾病太熟悉了。

医生是依据什么得出的诊断呢? 其实都是患者所表现给医生看和告

诉医生的,也就是望诊+问诊。

　　首先,最常见的,是单眼或双眼眼球向前突出(图2-8),眼睛变大,炯炯有神的样子,有时是金刚怒目(图2-9),凝视状。通常眼皮都很饱满,肿肿的(图2-10,2-11),有时比较红(图2-12)。大多数患者有眼睑退缩,上下眼皮盖不住黑眼球,露白,上眼皮退缩(图2-13)更常见。当医生让患者先向上看再向下看的时候,上眼皮落下来的速度可能会比眼球转下来的速度慢,这叫上睑迟落(图2-14)。有了这几条,基本可以诊断为甲状腺相关性眼病了。这些都是可以一望而知的。

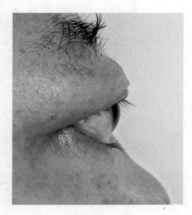

图2-8　眼球突出

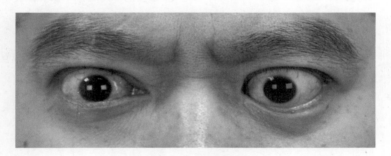

图2-9　金刚怒目

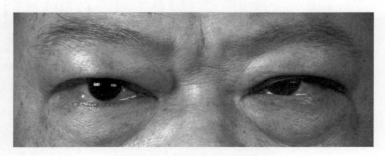

图2-10　眼睑饱满,肿胀

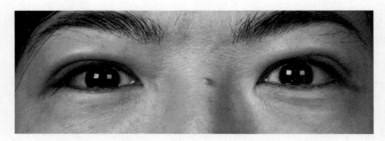

图2-11 眼睑饱满,肿胀

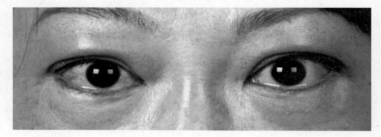

图2-12 眼睑红肿

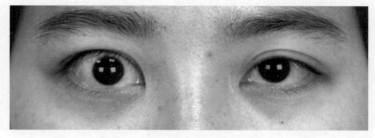

图2-13 上眼皮退缩(右眼)

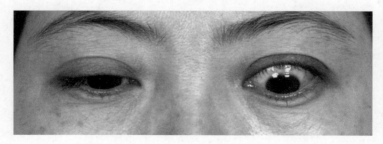

图2-14 上睑迟落

　　坐近后，通过询问患者会说自己怕光、流泪（图2-15）；感到眼睛表面有东西、眼睛胀胀的；睡觉眼睛闭不拢（图2-16），早起时眼睛干疼；看东西有重影，不敢走路；眼球转动不灵活；视力下降甚至失明。

　　这时医生还可以看到有些患者结膜水肿、泪阜（内眼角的一小块软组织）水肿（图2-17和图2-18）、角膜下缘浅表溃疡（图2-19和图2-20）、眼表充血、眼位偏斜、眼球运动受限（图2-21）。如果有眼眶的计算机断层扫描（CT）或磁共振成像（MRI），可以看到眼外肌增粗，眼球前突（图2-22）。追问病史，常有甲亢，发病前常经历重大事件，如果测量眼压，则眼压通常比较高，常规降眼压药水效果差。

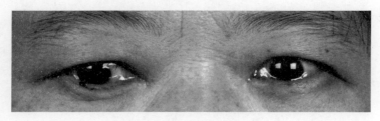

图2-15　畏光流泪

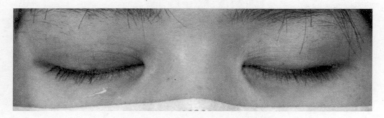

图2-16　眼睛闭不拢（眼睑闭合不全）

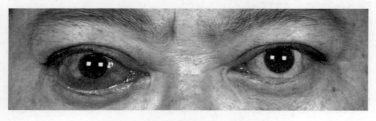

图2-17　结膜水肿，泪阜水肿

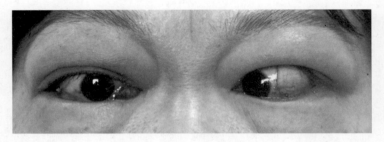

图2-18　泪阜水肿（右眼）

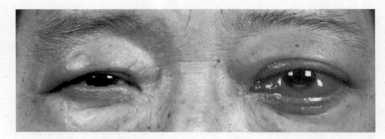

图2-19　角膜下缘浅表溃疡（左眼）

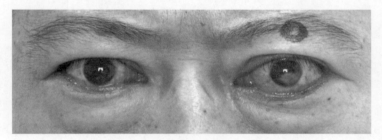

图2-20　角膜下缘浅表溃疡（左眼）

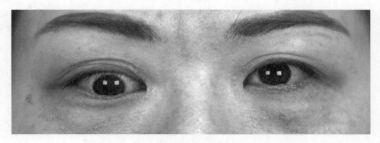

图2-21　眼位偏斜,眼球运动受限

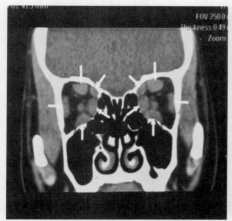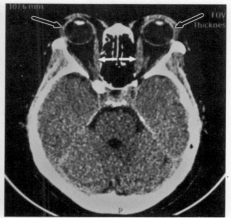

图2-22 从CT图像观察到眼外肌增粗(白色箭头),眼球突出(黑色箭头)

这些都是甲状腺相关性眼病特征性的表现,依据这些就可以正确诊断。

4. 医生常说的活动期是指什么?

任何疾病都不是自始至终表现在一种状态,这就是分期。甲状腺相关眼病的分期主要是反映了疾病的活动程度,活动期说明炎症反应比较活跃,此时进行手术的风险较大,效果也较差;静止期则相反。活动期一般有如下特征:① 眼睑肿胀;② 结膜充血、水肿;③ 泪阜肿胀,眼球运动受限,尤其是转动时眼球疼痛。具备以上三点及以上时就说明疾病处于活动期,此时不宜施行手术。

5. 怎样对甲状腺相关眼病造成的眼部受累进行分级?

甲状腺相关眼病的严重程度分级诊断,通常是通过评估眶内软组织的炎症,尤其是眼睑和结膜的充血、水肿程度,眼球突出量(超过同年龄、同性别正常值的3 mm),以及任何程度的眼外肌受累来评估的。在一部分患者,眼外肌明显受累,肌力检查也就是眼球运动却无法反映出炎症的程度,只有通过眼眶影像学检查才能发现。所以,医生常要求患者进行眼眶的影像学检查,如B超、CT或MRI。此外,还有一部分轻度甲状腺相关眼病的眼眶改变仅限于眼外肌而没有软组织炎症。

患者可通过自己检查会发现眼睑水肿,结膜充血而显得眼睛发红,同时也会出现眼球突出,不同程度的流泪和眼干等。

综上所述,对严重程度的分级是多项眼部体征和影像表现综合性评估,这一项工作是由眼眶专科医生完成的。

甲状腺相关性眼病根据病情严重程度分为轻度、中重度、极重度。详见表2-1。

表2-1　甲状腺相关眼病的EUGOGO严重度标准

严重度	生活质量	标　准
轻　度	影响生活质量轻微,不足以需要干预	• 轻度眼睑退缩(<2 mm) • 轻度软组织受累 • 轻度眼球突出(<3 mm) • 一过性或无复视 • 润滑剂治疗有效的角膜外露
中重度	影响生活质量,足以需要干预,但没有威胁视力	• 眼睑退缩≥2 mm • 中或重度软组织受累 • 眼球突出≥3 mm • 间歇或恒定性复视
极重度	视力威胁型,需要立即干预	• 甲状腺功能障碍性视神经病变 • 严重暴露性角膜病变 • 眼球半脱位 • 严重冰冻眼 • 脉络膜皱褶 • 体位性视力下降

为了便于医生治疗与进行评价疗效,一般将甲状腺相关眼病分为活动期和稳定期二大类和以下六个等级,医生常借助专用突眼计(Hertel眼球突出计)进行测量眼眶缘到角膜顶端的距离,正常应小于16 mm。

Ⅰ级:有畏光、眼胀等轻微眼部症状,突眼度小于20 mm。

　　Ⅱ级：有畏光、流泪及异物感，结膜充血、水肿，眼睑肥厚；突眼度小于20 mm。

　　Ⅲ级：眼球突出明显，眼裂增大，严重者眼睑不能闭合，突眼度大于20 mm。

　　Ⅳ级：眼外肌受累，眼球活动受限。

　　Ⅴ级：角膜炎症、溃疡，严重者有角膜穿孔、失明。

　　Ⅵ级：视神经受损，视力明显下降或丧失。

6. 为什么区分活动期和静止期很重要？

　　因为活动期和静止期的治疗方案有很大的差别。活动期的患者宜采取免疫抑制治疗和局部放射治疗，效果较好；静止期的患者对这两种治疗都不敏感。而这2种治疗都是有风险和不良反应的。如果预计治疗无效，则不应施行。所以区分甲状腺相关眼病患者处于活动期还是静止期非常重要。

7. 为什么评估严重程度很重要？

　　因为严重程度不同，治疗策略不同。比如，说甲状腺相关眼病一般是静止期进行康复性手术，活动期轻度采取保护角膜和缓解症状等措施，中重度采取免疫抑制剂治疗，一般不实施眼眶减压等手术。但如果活动期的甲状腺相关眼病患者出现了角膜穿孔或视神经损伤等严重的症状，即使处于活动期，仍需要及时手术以挽救视力。

8. 哪些甲状腺相关眼病患者更容易视力受损呢？

　　甲状腺功能障碍导致的视神经病变（dysthyroid optic neuropathy，压迫性视神经病变）是甲状腺相关眼病最严重的表现。哪些甲状腺相关眼病患者更容易出现压迫性视神经病变呢？老年男性或女性患者更容易出现压迫性视神经病变。甲状腺相关眼病患者表现出压迫性视神经病变的平均年龄为56～57岁,而无压迫性视神经病变表现的甲状腺相关眼病患者平均年龄为49岁。如果伴有糖尿病,则发生压迫性视神经病变的危险性提高10倍。如果抽烟,则患严重眼部症状和压迫性视神经病变的风险更大。

9. 怎样判断一个患者是否有压迫性视神经病变?

没有哪一项检查能够确诊或者排除压迫性视神经病变。所以,所有活动期和静止期有危险因素的患者都必须警惕是否存在压迫性视神经病变。

理论上活动期的所有患者都可能有压迫性视神经病变。实际上,除了眼球转动明显受限和眼球极度突出的患者,其他患者罹患压迫性视神经病变的危险性不大。有些患者眼球突出虽然不明显,但是眶尖部肌肉增粗特别厉害,严重挤压视神经,导致视神经血供不足。有些患者眼球极度突出,原本松弛的视神经被拉紧,机械力导致视神经损伤。

压迫性视神经病变的典型表现是色觉障碍和中心视力模糊,软组织受累一般不严重。压迫性视神经病变的发生通常是隐匿的,80%的

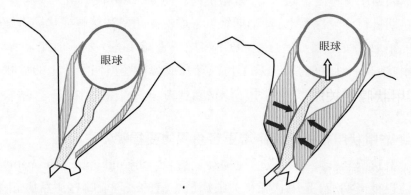

图2-23　眼眶简易图,细线为眼眶骨壁,环形粗线为眼球,细点填充区为视神经,细线填充区为肌肉。左图为正常眼眶,右图中眼眶内容物增多,视神经被挤压(黑色箭头),眼球向前突出,视神经被拉伸(白色箭头方向)

患者最初是视物模糊、视野缺损、色彩饱和度下降，但查视力的话还不能发现问题。70%的压迫性视神经病变是双侧的，所以不一定出现瞳孔的异常反射。多数存在色觉障碍，但红绿色盲检查敏感度不高。30%～40%的患者出现视盘水肿。多数人视野检查异常，通常是旁中央或下方的暗点。这些需要与白内障、老年性黄斑病变或青光眼相鉴别。

那么，怎样诊断压迫性视神经病变呢？视盘水肿和特异性的色觉损伤是比较好的指标。如果视盘没有水肿，那至少要有2个其他指征：视力下降、色觉异常、瞳孔对光反应异常或视野异常。

如果患者不能诊断为压迫性视神经病变，可能不需要治疗，但是必须密切随访。

10. 压迫性视神经病变患者可以有正常的视力吗？

的确有些压迫性视神经病变的患者可以表现为正常的视力。有些患者原有视力非常好，比如1.5的视力，视敏度（视力）下降后仍有1.0的视力。另一些压迫性视神经病变患者最初诊断明确时还没有表现出视力下降而仅仅是色觉异常或者视野检查异常。事实上，有50%～70%的压迫性视神经病变患者视力为0.5或者更好而没有变得非常糟糕。

11. 甲状腺相关眼病患者眼压升高就是青光眼吗？有什么特征性表现？

甲状腺相关眼病引起高眼压，部分是由于眼外肌增粗导致的眼位异常或静脉回流受阻而出现眼压增高而并非真正的青光眼。只有极少数发展为继发性青光眼，除甲状腺相关眼病本身的临床表现外，还有一些眼部特征性临床表现。

（1）表面巩膜静脉压升高。典型特征性表现为表层巩膜血管和球结膜血管高度迂曲扩张。常呈螺旋状、束状、丛状，互相交通也可表现为瘤样扩张。

（2）眼外肌、眶脂肪等炎性浸润水肿，眶尖拥塞压迫视神经时，可出现视乳头水肿，如不及时解除这种压力，可造成视神经缺血、变性以至萎缩，眼底视网膜静脉可有充盈迂曲。

（3）前房角：房角镜可发现其前房角结构中schlemm管扩张，管腔内充满血液。在前房角镜下呈现一典型"红线"。个别患者在前房角镜加压时可出现前房角出血。

（4）如累及涡静脉，睫状体肿胀前移，长期表面巩膜静脉压升高得不到及时治疗，眼灌注压降低和眼组织缺血，可导致虹膜红变。

因此，甲状腺相关眼病患者出现眼压"增高"，要排除由于眼位异常，非接触眼压计测量误差而致的假性高眼压，不要试图采取抗青光眼滤过手术来解决眼压问题。

二、影像学检查及其他辅助检查和化验结果

◆ 甲状腺相关眼病患者一定要接受影像学检查吗？

◆ 甲状腺相关眼病检查做CT好还是MRI好？

◆ 甲状腺相关眼病在眼眶B超中有哪些表现？

◆ 生长抑素受体眼眶显像可以用于诊治甲状腺相关眼病吗？

◆ 眼科医生常给甲状腺相关眼病患者做哪些眼部检查？

◆ 甲状腺自身抗体和甲状腺功能检查是必须要做的吗？

◆ 如何解读甲状腺功能检查单？

1. 甲状腺相关眼病患者一定要接受影像学检查吗？

一定要做影像学检查，这些检查包括眼科超声、CT及MRI，但并

非几种检查需要同时做。眼科超声简便易行，没有辐射等影响，可对肌肉增粗程度和眼球的状态有初步了解，易于对照。影像检查的目的一是为了明确诊断和评估病情分期、分级；二是治疗过程中评估治疗效果。

2. 甲状腺相关眼病检查做CT好还是MRI好？

CT和MRI各有利弊，不能互相取代。

眼眶CT冠状位扫描（图2-24）显示各条眼外肌不同程度增粗，可观察到所有12条眼外肌。水平位扫描（图2-25）可见筛骨纸板向筛窦内弧形凹陷，双侧对称，呈"可乐瓶"征。眼球突出严重者，视神经受牵拉变直失去生理弯曲。

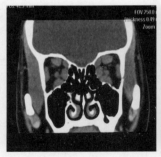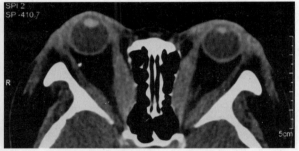

图2-24　CT冠状位扫描图像　　　　图2-25　CT水平位扫描图像

眼眶MRI扫描与CT扫描形态相似，眼外肌的信号变化与治疗有一定的相关性。活动期的甲状腺相关眼病患者眼外肌呈炎性水肿状态，T1加权中低信号（图2-26），T2加权高信号（图2-27），提示此时对激素冲击治疗和放疗均敏感；眼外肌纤维化后，T1和T2加权均为中低信号，提示此时对激素冲击治疗和放疗均不敏感。

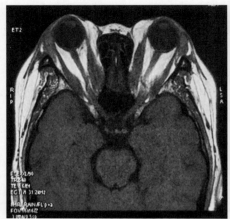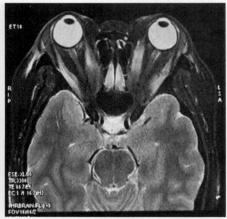

图2-26 MRI水平位T1加权图像　　　图2-27 MRI水平位T2加权图像

3. 甲状腺相关眼病在眼眶B超中有哪些表现?

　　眼部B超检查常常可以发现甲状腺相关眼病患者眼外肌增粗呈梭形的中低回声,利用超声波仪器自带的标尺可以测量眼外肌的厚度(图2-28)。此外,还可以发现活动期有水肿时眼眶脂肪回声稀疏。

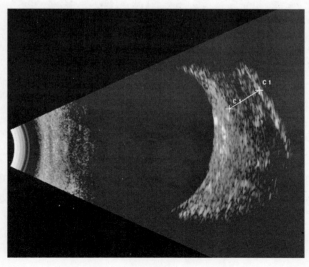

图2-28 眼部B超检查,眼外肌(白色线段)

4. 生长抑素受体眼眶显像可以用于诊治甲状腺相关眼病吗？

生长抑素受体眼眶显像作为一种分子靶向诊断方法，可以帮助甲状腺相关眼病患者明确眼部病变是否处于活动期，指导临床医师治疗。对于治疗后的患者还能对治疗疗效进行监测与评价。

典型病例：

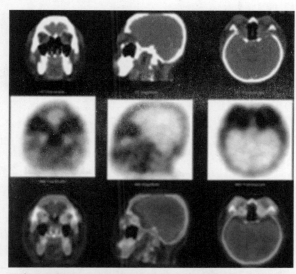

图2-29 治疗前（眼眶显像提示病变处于活动期）

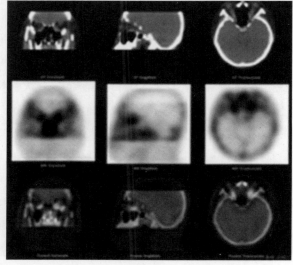

图2-30 治疗后（眼眶显像提示病变较前明显缓解，治疗效果明显）

5. 眼科医生常给甲状腺相关眼病患者做哪些眼部检查?

眼科医生常给甲状腺相关眼病患者做的检查包括在眼科门诊和辅助科室两个部分,详见表2-2。

表2-2

部　位	眼部检查项目和评估
眼睑	1. 睑裂最大宽度 2. 上睑缘距角膜缘的距离 3. 下睑缘距角膜缘的距离
角膜	荧光素染色评估暴露性角膜炎
眼外肌	1. 眼球运动 2. 中心30°视野范围内的双眼单视 3. 使用下列1个或多个检查方法 　　Maddox杆检查;交替遮盖试验; 　　Hess表测量;Lancaster红绿试验 4. 选择性检查 　　向下注视测眼内压;超声、CT或MRI检查
眼球突出度	眼球突出计测量或者CT、MRI测量
视神经	视力、视野、色觉、VEP

6. 甲状腺自身抗体和甲状腺功能检查是必须要做的吗?

患者到医院诊疗时,医生常常要开具甲状腺功能检查,其中还包括一些抗体的项目,有了这些项目就能确诊甲状腺相关眼病吗? 到目前为止,还没有哪一项实验室检查可以确诊甲状腺相关眼病。然而,在甲状腺相关眼病患者血清中抗TSH免疫球蛋白(TBII)和甲状腺过氧化物酶(TPO)抗体含量普遍升高。有研究显示,95%的甲状腺相关眼病患者血清TBII升高。在甲状腺功能正常的患者中,血清TBII和TPO抗体升高对于诊断甲状腺相关眼病还是很重要的。90%以上的甲状腺功能正常型甲状腺相关眼病患者血清TBII升高。血清TBII水平与甲状腺相关眼病的活动性和严重性都相关,并且对甲状腺相关眼病的预后很有意义。此外,促甲状腺激素受体抗体（TRAb）在自身免疫性甲状腺患者体内特异性存在，是一组针对促甲状腺受体的异质性多克隆抗体。TRAb是鉴别甲状腺功能亢进病因的重要指标。根据TRAb对TSHR的作用不同，可将其分为TSHR刺激性抗体（TSI）和TSHR阻断性抗体（TBI）。多项研究表明，TSI水平与TAO的发生率、严重性显著相关。TAO患者的TRAb水平随时间发生变化，与疾病活动相关，连续监测TRAb水平可以指导TAO的治疗，帮助预防不良的临床结局。

甲状腺相关眼病的病程进展与甲状腺功能有一定的关系。甲亢或甲状腺功能减退患者的甲状腺功能正常化对眼部疾病的缓解有一定的意义。

所以，对于所有疑诊甲状腺相关眼病的患者，我们建议，都检查TSH和FT4，有些患者需要查T3、TBII、TPO和TRAb（尤其是TSI）。

7. 如何解读甲状腺功能检查单？

近年来，甲状腺疾病的患病率呈明显上升趋势。在许多健康体检项目中，甲状腺功能测定也被列入其中。面对甲状腺功能化验单上那些高高低低的箭头，大多数患者均是一头雾水。那么，甲状腺功能化验单上各项指标的高低各有什么含义？

（1）血清甲状腺激素。甲状腺激素（TH）是反映甲状腺功能状态的重要指标，它包括甲状腺素（T4）和三碘甲状腺原氨酸（T3），其中，T4全部是由甲状腺分泌，T3仅20%来自甲状腺，其余80%是由T4在外周组织中脱碘转化而来。T3和T4的生理活性是不一样的，前者的生理活性是后者的5倍，绝大多数T4需要转化为T3后才能发挥生理效应。

甲状腺激素有结合型和游离型两种形式，绝大部分（99%以上）是以与血浆蛋白（主要是甲状腺结合球蛋白，TBG）结合的形式存在，其余少量甲状腺激素处于游离状态。结合型甲状腺激素是激素的贮存和运输形式，游离型甲状腺激素（FT3、FT4）才是激素的生理活性形式。从理论上讲,游离甲状腺激素不受血清TBG浓度变化的影响,更能真实地反映甲状腺功能。

血清总T3(即TT3,简写T3)和总T4(即TT4,简写T4)的测定结果受血清甲状腺结合蛋白(TBG)的影响,TBG升高时(如妊娠、雌激素治疗、服避孕药等),T3、T4升高;TBG降低时(如雄激素及强的松治疗、肾病综合征、肝硬化等),T3、T4降低。所以,真正能代表甲状腺功能状态的是游离T4(即FT4)和游离T3(即FT3),但由于血中FT3、FT4含量甚微,测定结果的稳定性不如T3、T4,因此,目前还不能用FT3、FT4完全取代TT3、TT4。

一般说来,FT3与FT4的变化是一致的,在甲亢时升高,在甲减时降低,但在某个阶段,两者可能不完全同步。例如,甲亢时,血清FT3增高通常比FT4增高出现更早,故FT3对早期甲亢以及甲亢复发的诊断更为敏感;甲减时,往往最先表现为FT4降低,而FT3可以正常(因为TSH升高,可以促进T4向T3转化,故早期甲减患者FT3可以是正常的),故FT4对早期甲减的诊断更加敏感。另外,"T3型甲亢"主要表现为FT3升高,FT4可以不增高;"T4型甲亢"主要表现为FT4升高,FT3可以不增高。

(2)促甲状腺激素。促甲状腺激素(TSH)由腺垂体分泌,其主要作用有二:① 刺激甲状腺分泌甲状腺激素(TH);② 促进甲状腺组织的增生。TSH受TH的负反馈调节,当TH升高时,TSH降低;当TH降低时,TSH升高。需要指出的是,两者之间的这种"负相关"关系,只适用于原发性甲亢或甲减,但不适用于垂体性甲亢或甲减,后者通常呈"正相关"关系。例如,垂体性甲亢患者,由于垂体腺瘤具有自主分泌的特性,不受甲状腺激素的反馈性抑制,故往往表现为FT3、FT4升高,TSH也升高;垂体性甲减患者,往往是TT4和FT4降低,而TSH降低或不升高。

促甲状腺激素(TSH)是反映甲状腺功能最敏感的指标,在甲状腺功能异常的早期,TSH往往先于甲状腺激素(T3、T4)向我们发出"预警",而若T4、T3开始发生变化,则TSH的变化往往非常显著了。FT3、FT4正常,TSH减低,称为"亚临床甲亢",预示将要发生"甲亢";FT3、FT4正常,TSH升高,称为"亚临床甲减",预示将要发生"甲减"。

（3）反T3。反T3（rT3）主要是由T4在外周组织代谢时脱碘形成,rT3与T3结构相似,但不具备生理活性。T4可在外周组织中转化为T3和rT3,如果rT3生成增加,则T4向T3转化相应减少,这样可以降低机体氧和能量的消耗,这是机体的一种保护性机制。甲亢时,rT3与T3、T4、FT3、FT4同步升降,但老年人、严重营养不良及晚期恶病质的非甲状腺疾病患者（如"低T3综合征"）也可使其升高,故特异性不强,对甲亢诊断意义不大。"低T3综合征"（又称"正常甲状腺性病态综合征",ESS）患者,T3、T4、FT3、FT4正常时,rT3可以独立升高,但甲减患者rT3是降低的,故rT3常常用于甲减与"低T3综合征"的鉴别。rT3/TT3比值越高,提示患者病情越严重。

（4）甲状腺自身抗体。甲状腺自身抗体主要包括甲状腺过氧化物酶抗体（TPOAb）及甲状腺球蛋白抗体（TGAb）,测定血清甲状腺自身抗体,主要用于明确甲减的病因,如果抗体水平显著升高,高度提示是"桥本甲状腺炎（桥本病）"。

需要说明的是,甲状腺自身抗体水平高低与甲状腺疾病的严重程度没有直接关系,通常也不作为临床治疗的目标,因此不必太在意抗体水平,而且目前也没有降低抗体的有效药物。

（5）TSH受体抗体。TSH受体抗体（TRAb）实际包含刺激性抗体（TSAb）和抑制性抗体（TSBAb）2种成分。其中,TSAb是Graves病的致病性抗体,其阳性对Graves病的诊断及预后判断具有重要作用,还可作为抗甲状腺药物（ATD）停药的参考指标。此外,TSAb还可以通过胎盘导致"新生儿甲亢",所以对新生儿甲亢有预测作用。但由于TSAb测定条件复杂,未能在临床广泛开展,目前往往把TRAb阳性视为TSAb阳性。TSBAb在甲减的发病机制中起重要作用。

（6）甲状腺球蛋白。甲状腺球蛋白（Tg）由甲状腺滤泡上皮细胞分泌后，储存在甲状腺滤泡腔内。正常情况下可有很少量的甲状腺球蛋白释放入血（<40 μg/L）。甲状腺全切患者的甲状腺球蛋白常常低于5 μg/L甚至完全测不到，随访中如果血清Tg水平再次回升，则提示有残余病灶或出现转移。因此，临床上往往是通过观察Tg的动态变化来观察手术疗效，监测分化型甲状腺癌（DTC）术后是否复发。若术后血Tg升高，则提示肿瘤复发或转移，若降低到无法测出，则提示预后良好。

需要说明的是：甲状腺髓样癌的肿瘤组织来源于甲状腺C细胞，而非甲状腺滤泡上皮细胞，故此类癌症患者血清Tg水平并不升高甚至是降低的。

（7）降钙素。降钙素是由甲状腺滤泡旁细胞（C细胞）分泌的一种激素，主要作用是调节钙磷代谢。降钙素升高是诊断甲状腺髓样癌的重要依据。

三、流 行 病 学

◆ 甲状腺相关眼病有种族差异吗？

◆ 哪些人容易得甲状腺相关眼病？

◆ 甲状腺相关眼病有年龄差异吗？

◆ 男性和女性，谁更容易得甲状腺相关眼病？

◆ 儿童也会患上甲状腺相关眼病吗？

◆ 甲状腺相关眼病的发病有遗传因素或特殊的基因影响吗？

◆ 吸烟对甲状腺相关眼病有害吗？

1. 甲状腺相关眼病有种族差异吗？

所有种族的人都有可能罹患甲状腺相关眼病，但遗传易感性在不同种族间存在差异。

根据一项研究结果提示，在 Graves 患者中对甲状腺相关眼病的易感性也同样存在着种族而异。在 Graves 患者人群中，亚洲人罹患甲状腺相关眼病的概率为 7.5%，远低于欧洲人群的 34%；但是在参与该项研究的 150 人当中，仅有 39 人来自亚洲。而在另一项有 168 名马来西亚不同民族人群参与的研究当中，甲亢患者罹患甲状腺相关眼病的概率为 34.5%，这一数字与欧洲人群甲状腺相关眼病患病率相比没有明显差异。所以目前来说，甲状腺相关眼病的患病率与种族差异是否有关还需要进一步的试验来证实。

甲状腺相关眼病临床表现及体征的种族差异数据很少，需要考虑的重要混杂因素（例如吸烟）的影响。

不同种族之间的眼球突出度正常值存在显著差异。中国等亚裔人群显示的数值明显低于白种人；而非洲加勒比黑人的眼眶相对较浅，眼球突出度的数值更高。因此，应根据患者的种族和性别的正常范围来评估眼球突出度。

2. 哪些人容易得甲状腺相关眼病?

理论上，中年、老年人乃至青年、儿童都可能罹患甲状腺相关眼病，而且常常双眼发病。目前全球范围内，缺乏关于甲状腺相关眼病的大样本量流行病学调查数据。确实有些人，比别人更容易患甲状腺相关眼病。那么，哪些人更受甲状腺相关眼病的青睐呢？

Graves 病患者发生甲状腺相关眼病的风险会受到数个危险因素的影响，包括吸烟、TSH 受体抗体、性别、甲亢治疗模式、药物、老龄化和应激。

吸烟是甲状腺相关眼病最强关联的危险因素。一直吸烟和接触二手烟的人更容易患甲状腺相关眼病。强有力的证据证实，吸烟与甲状腺相关眼病的发展之间存在明显的因果关系。1987 年，Hagg 和 Asplund 首次证实吸烟与甲状腺相关眼病存在关系，随后大量研究都证明了吸烟是甲状腺相关眼病的危险因素。吸烟增加甲状腺相关眼病的发病率,增加其严重性,降低对治疗的反应,增加放射治疗后恶化的概率。这都是很明确的。大约40%的甲状腺相关眼病患者有吸烟史。并且在甲状腺相关眼病患者中,吸烟者更容易发生重度病情,而且病情的严重程度与每天吸烟数量密切相关。甲状腺相关眼病合并吸烟者更容易导致病情进展或治疗不敏感。甲状腺相关眼病的药物治疗作用可被吸烟所削弱。轻度甲状腺相关眼病患者,放射碘治疗诱导疾病发展更多地出现在吸烟者。

TSH受体抗体(TRAb)可能影响甲状腺相关眼病病程。一项甲状腺功能正常人群研究证实,甲状腺相关眼病的活动性和眼球突出与TRAb部分黏附抑制抗体(TBII)密切相关。重度甲状腺相关眼病的TBII水平更高。因此,TBII是除年龄、吸烟以外的独立危险因素。

与甲亢一样,甲状腺相关眼病更多见于女性。然而,甲状腺相关眼病重度患者男性更常见。

Graves治疗模式也可能是甲状腺相关眼病的危险因素。甲状腺次全切除和抗甲状腺药物不影响甲状腺相关眼病的病程。然而,放射性碘治疗可能诱发甲状腺相关眼病的发生、发展甚至恶化。

Graves病患者发生甲状腺相关眼病也可能跟易感基因有关(例如HLA, CTLA-4, TNF, IFN-γ, CAM-1, TSH受体),这些与候选基因的关联研究结果尚未得到证实。总体上,甲状腺相关眼病的发病更依赖于环境因素(特别是吸烟),而非基因因素。

甲状腺相关眼病的危险因素还包括老龄化、应激、药物如锂剂或干扰素。

如果难过了、生气了、委屈了都不讲,闷在心里,这些不良情绪蓄积起来会形成不小的负能量。当遇到重大不良事件,比如亲人去世、配偶外遇、恋爱失败、丢掉工作、股票跳水等,这些负能量就会突然爆发,引起自身免疫紊乱,导致甲状腺相关眼病。此外现代社会竞争激烈,工作强度和压力增大,伤身也伤神,积劳成疾,易罹患甲状腺相关眼病。

3. 甲状腺相关眼病有年龄差异吗？

甲状腺相关眼病的临床表现在不同年龄阶段存在重要差别，随着年龄增长，甲状腺相关眼病的总体严重程度呈增加趋势。

儿童和少年的Graves病患者可以跟成人一样发展为甲状腺相关眼病，尤其是在少年更容易吸烟的国家与地区。但是，与成年人不同，儿童和少年罕有重度患者，大多数人不需要特殊治疗。儿童和少年甲状腺相关眼病通常表现为一定程度的眼睑退缩和轻度眼球突出，罕有眼外肌限制、角膜溃疡或视神经病变。

相比之下，一些数据表明，年龄在50岁以上的患者比50岁以下的患者更有可能出现眼球运动障碍（分别为32%和12%），并发生严重的斜视。而且有研究显示，随着年龄的增长，视神经病变的风险显著增加。老年人群视神经病变的高发可能跟血管性疾病的高患病率有关。

甲状腺相关眼病老年患者更容易单眼发病或双眼不对称病情，常常合并甲状腺功能亢进或甲状腺机能减退。

4. 男性和女性，谁更容易得甲状腺相关眼病？

甲状腺相关眼病和甲亢一样，在女性中的患病率要高于男性。在轻度甲状腺相关眼病患病人群中，女性患者的数量是男性患者的9.3倍，在中度甲状腺相关眼病患者中，女性是男性的3.2倍，而重度甲状腺相关眼病患者中女性是男性的1.4倍。一项针对甲状腺相关眼病性别相关性的研究显示，男性甲状腺相关眼病患者中病情较严重的占大多数，造成这一现象的原因尚不明朗，但是很可能与男性吸烟者较多有关。

5. 儿童也会患上甲状腺相关眼病吗？

答案是肯定的。但是相对于成人而言，儿童甲状腺相关眼病的发病率明显较低，因为儿童发生Graves病（弥漫性毒性甲状腺肿）的概率较低。儿童及成人甲状腺相关眼病患病都有如下特点：女性多发，甲状腺功能多异常,甲状腺和眼部病变发现相隔2年时间,以及与家庭成员甲状腺疾病患病率相关。

6. 甲状腺相关眼病的发病有遗传因素或特殊的基因影响吗?

在与甲状腺相关眼病相关的危险因素中,性别与年龄是非常显著的两个因素,但是这两者更多是跟甲状腺相关眼病的严重程度有关,与患病率的关系相对较小。

甲亢的遗传倾向和基因易感性已经被很多家族性的研究所证实,但是对于甲状腺相关眼病来说,遗传倾向还没有明确依据。曾经有一项医学研究,114名被观察者都患有严重的甲状腺相关眼病,但是针对他们家族的调查没有发现明确的遗传倾向,这114名患者当中只有3人有家族史,而且患病者均是这3人的二级亲属,而不是直系亲属。

7. 吸烟对甲状腺相关眼病有害吗?

吸烟是导致甲状腺相关眼病发病的最强可改变风险因素。尽管现有研究存在各种局限性和困难,但是有强有力的证据表明吸烟与甲状腺相关眼病的发病之间存在因果关系。这一观点已经被众多的医学研究所证实。在4项病例对照研究中都发现,与有Graves病但无甲状腺相关眼病的对照组患者相比,吸烟与甲状腺相关眼病呈正相关(OR 1.94~10.1);在另外7项病例对照研究中,与没有甲状腺疾病的对照组受试者相比,吸烟与甲状腺相关眼病正相关(OR 1.22~20.2)。

根据甲状腺相关眼病欧洲专家组的研究结果显示,40%的甲状腺相关眼病患者都是吸烟者;而对于甲状腺相关眼病患者来说,吸烟者所患甲状腺相关眼病的严重程度要比不吸烟者的严重程度更高,而且病情的严重程度也与每天吸烟的数量相关。同时,如果一个甲状腺相关眼病患者在发病后仍然不戒烟,那么他的病情更容易恶化,而且治疗效果也较差。针对甲状腺相关眼病的药物治疗,在吸烟患者身上的效果就不那么明显。

而对于轻度甲状腺相关眼病患者来说，I^{131} 治疗后出现疾病恶化的概率，在吸烟者中也是明显高于不吸烟的人。

四、甲状腺相关眼病的鉴别诊断

◆ 容易与甲状腺相关眼病相混淆的疾病有哪些？

容易与甲状腺相关眼病相混淆的疾病有哪些？

（1）肌炎型炎性假瘤：此病常急性起病，疼痛明显，眼睑、结膜充血水肿严重，可伴上睑下垂，眼球运动障碍，激素冲击和放疗敏感。影像学检查可显示眼外肌不规则肿大，肌腹、肌腱同时受累，眼环增厚等。

（2）眶内肿瘤：多种眶内肿瘤可以导致眼球突出，影像学检查可见眶内类圆形或梭形占位，与单条肌肉肥厚的甲状腺相关眼病极易混淆。

（3）上睑下垂：单眼的先天性、外伤性或继发性上睑下垂患者向前或上方注视时，过多的神经兴奋传递到对侧健眼，导致健眼上睑退缩、睑裂过大，但无上睑迟落，可与甲状腺相关眼病鉴别。

（4）眼外肌内其他病变：比如寄生虫囊肿，常为单根肌肉不规则增粗，影像学检查可见寄生虫的头节甚至可以看到寄生虫蠕动。有肌肉转移的肿瘤，也表现为肌肉的不规则增粗。

第三章
甲状腺相关眼病的发展变化规律

◆ 甲状腺相关眼病不治疗会自己好转吗?

◆ 典型的甲状腺相关眼病病程是怎样的?

◆ 如何判断自己处于病程的哪个阶段?

◆ 轻度甲状腺相关眼病会发展成更严重的甲状腺相关眼病吗?

◆ 从活动期发展到稳定期需要多长时间?

◆ 病情可能从稳定期再变回活动期吗?

◆ 除甲状腺状态之外,有没有其他因素影响本病病程呢?

◆ 甲状腺相关眼病患者怎样自我评估病情?

1. 甲状腺相关眼病不治疗会自己好转吗?

甲状腺相关眼病不经过治疗活动性的确会逐渐下降,不过,不经干预,甲状腺相关眼病从活动期逐渐转为静止期,常常需要12～36个月的时间。有的时候,患者双眼先后发病,可能出现一眼已经安静,而另一眼还有活动性炎症的情况。而且即使活动性炎症消退了,病情稳定、安静了,通常仍会遗留一些痕迹,比如眼球突出、眼睑退缩(金刚怒目样凝视）、眼球运动障碍、视力下降等。所以说，不治疗，虽然甲状腺相关眼病会逐渐安静、稳定，但不会恢复到得病以前那种状态。

2. 典型的甲状腺相关眼病病程是怎样的？

甲状腺相关眼病的发病通常是隐匿的，偶尔会急性发作，发病之前总会有比如情感变化或劳累等一些诱发因素。甲状腺功能常常不稳定。

病程最初是活动期，患者会经历一个急骤的眼病恶化过程，大约持续数月，主要表现为眼皮、内眼角和眼白红肿、眼眶疼痛、眼球运动受限，这时候常常误认为是眼部其他疾病。部分患者发病的程度会有所加重，包括眼球突出、眼睑水肿、上睑退缩和复视程度增加。

然后，眼病的活动性在数月内逐渐减退。

最后，眼病进入一个自发的缓慢的改善阶段，大约持续1年或更长时间。最终，眼病状态达到静止期，表现为炎症反应的减退、眼眶组织纤维化，从而眼球突出度固定，复视角度不再改变，眼部的红肿也比以前改善，但受累的组织多数不能完全恢复至发病前的健康状态。

因此，大多数病例最终都难以恢复到发病前水平，可能存留有眼球突出、眼外肌功能障碍等后遗症（图3-1）。

当然，以上是一个理论层面的典型病程，不是所有患者都会完全经历整个变化过程。

3. 如何判断自己处于病程的哪个阶段？

如果是最近几周或几个月才发生眼部症状，特别是活动期典型的眼部炎症表现，比如：① 自发眼眶疼痛；② 眼球转动诱发疼痛；③ 眼睑水肿；④ 眼睑充血（图3-2）；⑤ 结膜充血（图3-3）；⑥ 球结膜水肿（图3-4和图3-5）；⑦ 泪阜或皱襞（内眼角的那块组织）炎症（图3-5和图3-6）。那么，一般来说，病程处于活动期。更严谨地讲，以上7个

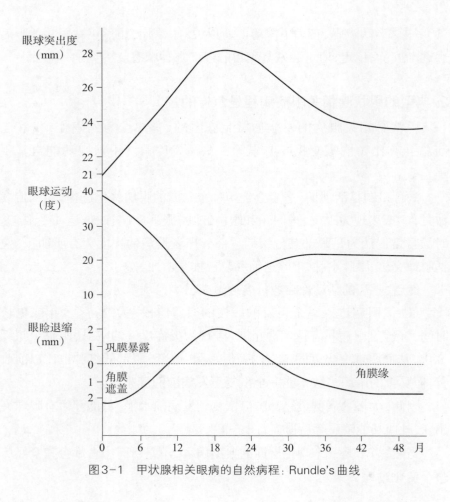

图3-1   甲状腺相关眼病的自然病程：Rundle's曲线

指标，如果存在3个以上的，就是活动期。以上表现越多，程度越重，活动性越高。

　　如果疾病已经有1年以上了，眼部的炎症表现减退，一般来说就不是活动期了，应该已经过渡到静止期或稳定期。这时需要关注眼球有无突出，是否存在眼球运动受限，视力是否下降，以评估严重程度，以及需不需要康复性手术干预。

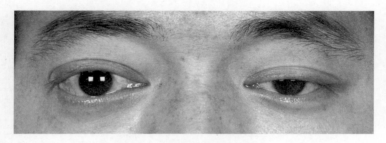

图3-2　眼睑充血,红肿(右眼)

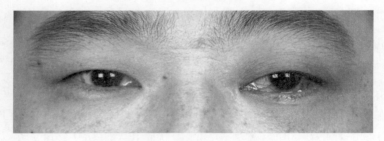

图3-3　结膜充血(左眼)

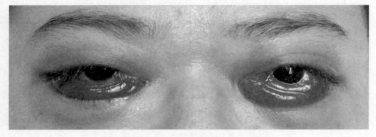

图3-4　球结膜重度水肿,脱垂

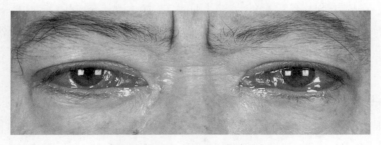

图3-5　结膜水肿,泪阜水肿

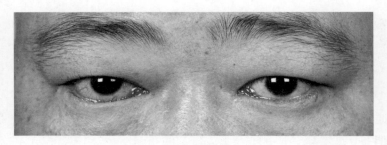

图3-6　结膜充血，泪阜水肿

4. 轻度甲状腺相关眼病会发展成更严重的甲状腺相关眼病吗?

　　患者被确诊轻度甲状腺相关眼病后很担心会向严重程度发展,常常求助医生自我发现和预防的方法。一般来说,甲状腺相关眼病的进展发生在疾病的活动期,尽管有些研究试图寻找进展反应的指标,但几乎没有有效证据能在最初的临床检查中预测甲状腺相关眼病从轻度向更为严重的程度的进展。到目前为止,预测甲状腺相关眼病发展的最可靠方法是监测患者,计算每次检查的活动性评分(CAS)以及通过眼征和临床表现(NOSPECS)对严重程度进行分级,所以,每次就医时医生会对眼部进行详细的检查及询问并记录,患者也应该知晓眼部情况的变化并及时汇报给医生。必须清楚,一些有高危因素如吸烟、高血清TRAB以及疾病活动期的轻度患者,也有可能在放射性碘甲状腺切除术后因为甲状腺中毒反复发作而导致疾病进展,所以,患者要慎重选择放射性碘治疗治疗甲状腺亢进,或在皮质类固醇激素的保护下使用放射性碘。根据欧洲眼眶病专家组(EUGOGO)的多学科研究,所有轻度甲状腺相关眼病患者中大约40%的患者出现病情进展。

5. 从活动期发展到稳定期需要多长时间?

　　很难说某个具体的患者从活动期发展到稳定期需要多长时间,但大多数患者需要6个月到2年。所有中重度以上的活动期患者都需要接受放疗或皮质类固醇激素治疗,这些治疗可以加快从活动期到稳定期的进程。

6. 病情可能从稳定期再变回活动期吗?

通常甲状腺相关眼病从活动期转为静止期后不会再次爆发变回活动期。但是,偶尔会有例外,特别是患者的甲状腺功能减退或亢进时。有时,在免疫抑制治疗过程中,皮质类固醇激素剂量减少时,会有短暂复发。另外,有些病例是被误认为已经从活动期转为稳定期,而实际并非如此。有一项研究表明,193例患者中的8例(5%),出现了晚期的炎症再激活,即病情稳定超过5年后再次进入活动期。其平均间隔为12年(范围6~30年)。

7. 除甲状腺状态之外,有没有其他因素影响本病病程呢?

影响甲状腺相关眼病病程进展的有八大因素,分别是年龄、性别、基因和种族、解剖因素、TSH受体抗体、甲状腺功能异常、放射碘治疗、吸烟等(图3-7)。

其中有一些危险因素无法改变,如年龄、性别、基因和种族、解剖因素、TSH受体抗体,我们基本只能接受现状。高龄的男性患者,患重度甲状腺相关眼病的风险比较大。

有一些危险因素,是我们可以干预的,比如甲状腺功能异常、放射碘治疗和吸烟。患者在内分泌科医生的指导下,用药调整甲状腺功能处于稳定正常范围,有助于甲状腺相关眼病病情趋向平稳;甲状腺功能时高时低不稳定,会促使甲状腺相关眼病病情进展。接受放射碘治疗,甲状腺相关眼病病情常会有显著进展。吸烟,包括吸二手烟,会诱发甲状腺相关眼病发病,加重甲状腺相关眼病病情,而且会降低治疗效果。戒烟,包括远离二手烟,则有利于病情稳定。

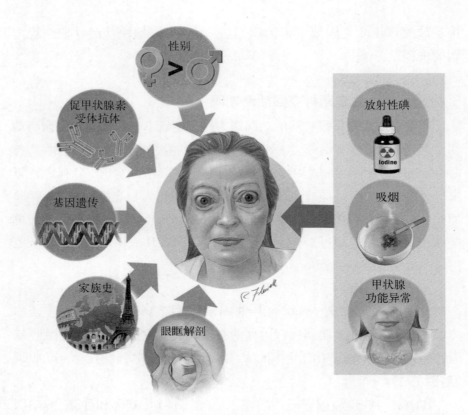

图3-7　甲状腺相关眼病的危险因素

8. 甲状腺相关眼病患者怎样自我评估病情?

　　主要指标有5个:视力、眼部炎症、复视、外观和眼球暴露性改变;每个指标分明显改善、改善、没有改善、加重、明显加重5个级别。

　　其中,视力的自我评估,主要是看有没有视力下降、视物变暗、色觉异常和视野缺损。

　　眼部炎症的自我评估,主要是看有没有自发的眼眶疼痛或运动诱发的眼眶疼痛,有无泪阜(内眼角的一小块软组织)充血、结膜水肿、结膜充血、眼睑充血和眼睑水肿,以上指标有无昼夜波动变化。

　　复视的自我评估，可以分为以下几个级别：0级是各个方向看都没有视物重影；1级是盯着某个方向看时有重影，一般看正前方时没有；2级是看正前方也有时有复视；3级是看正前方持续复视。早晨较夜晚加重的复视波动现象，常预示着活动期，疾病在进展。

　　外观和眼球暴露性改变的自我评估，主要是看有无眼球突出、眼睑退缩、脂肪脱垂，以及有无异物感、畏光、眼干和流泪等。

第四章
甲状腺相关眼病的发病机制

◆ 为什么会眼球突出？

◆ 为什么会眼球移位？

◆ 为什么会眼球运动障碍？

◆ 为什么会视物重影？

◆ 为什么会疼痛（胀痛）？

◆ 为什么会视力下降或丧失？

◆ 为什么会眼部肿胀？

◆ 为什么会眼部充血？

◆ 为什么会眼睑退缩？

◆ 为什么会眼睑迟落？

◆ 为什么会上睑下垂？

◆ 为什么会眼部干涩？

◆ 为什么会眼睑闭合不全？

◆ 为什么会有角膜损伤？

◆ 为什么会眼压高？

1. 为什么会眼球突出?

甲状腺相关眼病的患者,60% 都会出现眼球突出,可能是单眼突出,也可能是双眼突出,这种眼球的轴性前突,多数为轻度或中度,少于5%的为重度。甲状腺相关眼病患者的眼球突出,是因为自身免疫紊乱,大量抗原抗体复合物沉积在眼眶内,浸润脂肪、眼外肌等软组织,导致眶内容物体积增大。而眼眶是为四面骨壁围成的锥体结构(图4-1),容积是固定的。所以,眼球后方的眶内容物会向前挤压眼球,导致眼球突出。

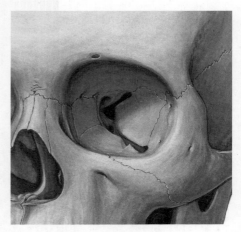

图4-1 眼眶各骨壁

虽然单纯依靠眼球突出并不能确诊甲状腺相关眼病,但是必须认识到甲状腺相关眼病是引起单侧和双侧眼球突出最常见的原因。

需要提醒的是,眼球突出程度不能直接体现于眶内压的高低。有的患者眼球突出度非常明显,但眶压尚有弹性感;有的患者眼球突出不甚明显,但眶后部压力很高,视神经严重受压。较之前一种患者,后一种甲状腺相关眼病患者更容易出现压迫性视神经病变。

2. 为什么会眼球移位?

每个眼球上附着有6根眼外肌(图4-2),这些肌肉运动时彼此均衡协调,眼球才能居中并自如转动。而甲状腺相关眼病患者体内

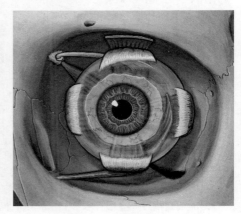

图4-2 眼部各条肌肉

抗原抗体复合物在眼眶内的沉积通常并不均匀。有时是一根眼外肌增粗,有时是多根增粗,增粗的程度也不尽相同。当眼外肌肌力不均衡特别是眼外肌肌肉纤维化时,眼球就发生了偏斜,转向肌力大、限制性强大的一面。

3. 为什么会眼球运动障碍?

　　眼球运动是大脑通过动眼神经、滑车神经和外展神经控制眼外肌运动的结果。以双眼向右转动为例,需要右眼的外直肌和左眼的内直肌收缩,同时右眼的内直肌和左眼的外直肌放松,才能完成。无论是肌肉不能收缩,还是不能放松,都可能导致眼球运动障碍(图4-3)。肌肉不能收缩引起的一般是麻痹性眼球运动障碍,肌肉不能放松导致的是限制性眼球运动障碍。

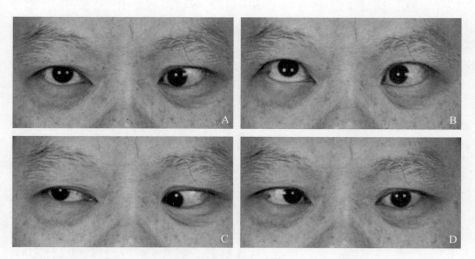

图4-3　眼球运动障碍

A:正前方注视,右眼正位,左眼眼位向内偏斜;
B:正上方注视,右眼正常上转,左眼上转受限并向内偏斜;
C:水平向右注视,右眼正常右转,左眼虽能右转,但仍有眼位偏斜;
D:水平向左注视,右眼正常左转,左眼左转受限

　　如果某条肌肉的支配神经损伤，导致该肌麻痹，则眼球不能转向该肌肉运动方向。比如右眼的外展神经麻痹，则外直肌无力，右眼不能外转。这是肌肉收缩无力引起的眼球运动障碍。除了眼外肌麻痹，重症肌无力也可以引起眼外肌无力，导致该方向运动受限。不过重症肌无力最常见的眼部表现是提上睑肌无力导致的上睑下垂(图4-4)，就是眼睑睁不开。甲状腺相关眼病是可以合并重症肌无力的。

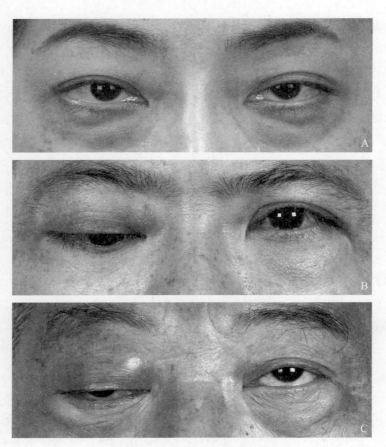

图4-4　不同程度上睑下垂

A：提上睑肌无力导致上睑下垂；B：眼位偏斜，右眼上睑下垂；C：眼位偏斜，双眼上睑下垂甲状腺相关眼病引起的眼球运动障碍,属于限制性眼球运动障碍。甲状腺相关眼病患者眼外肌肥大,早期是水肿,细胞浸润,晚期发生变性和纤维化,肌肉的弹性减低,眼肌不能放松,限制眼球向反方向运动。该病最先受累的常为下直肌,表现为眼球不能向外上和内上方向转动,临床表现犹如上转肌群的麻痹。如作强迫转眼试验(将眼球牵引向上)有阻力,说明下直肌有纤维化,不能松弛,则可排除上转肌麻痹。其次受累的肌肉为内直肌,引起外转受限,类似外直肌麻痹。再次为上直肌,外直肌受累最少见。

4. 为什么会视物重影?

从前面两问我们得知,每个眼球上附着有6根眼外肌,其支配神经和肌肉功能都正常,这些肌肉才能均衡协调运动,眼球才能居中并自如转动,才会有双眼单视,没有重影。任何一根眼外肌的肌力或弹力变化导致的失衡和不协调都会引起视物重影。而甲状腺相关眼病患者常有一根或多根眼外肌水肿或纤维化,肌力不均衡,双眼无法保证同时注视同一物体,在视网膜上每只眼所成的像有所差异,因此表现为视物重影,医学上称为复视。

5. 为什么会疼痛(胀痛)?

甲状腺相关眼病患者因为眼眶内容物增多,而眼眶容积不变,导致眶压增高,眼球向前突出。

一方面眶压增高,眶内神经受压导致胀痛;另一方面,眼球向前突出,视神经被拉伸,导致疼痛(图4-5)。

另外,活动期,眼眶内积聚了很多炎症细胞,眼外肌受炎性刺激,当眼球转动的时候,也会疼痛。

眼球突出明显时,眼睑不能闭合完全,会出现暴露性角膜炎甚至角膜溃疡,也会疼痛,并伴有畏光和流泪,医生裂隙灯显微镜检查角膜可见角

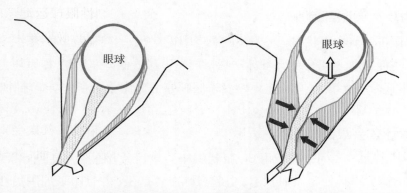

图4-5　眼眶简易图,细线为眼眶骨壁,环形粗线为眼球,细点填充区为视神经,细线填充区为肌肉。左图为正常眼眶,右图中眼眶内容物增多,视神经被挤压(黑色箭头),眼球向前突出,视神经被拉伸(白色箭头方向)

膜下方有点状荧光素钠染色。

6. 为什么会视力下降或丧失?

　　极重度的甲状腺相关眼病患者视力进行性下降明显,甚至可导致失明。其主要原因是视神经受压或者角膜病变。

　　甲状腺相关眼病所致肥大的眼外肌会压迫眼球,导致眼内压升高,同时也会在眶尖压迫视神经。特别是内直肌的增粗,可以作为压迫性视神经病变的独立危险因素。如不及时解除这种压力,可造成视神经水肿、缺血、变性,最终导致视神经萎缩。对于未经治疗的甲状腺相关眼病患者,视力下降的患病率是5%。

　　有些患者眼球突出虽然不明显,但是眶尖部肌肉增粗特别厉害,严重挤压视神经,导致视神经血供不足。有些患者眼球极度突出,原本松弛的视神经被拉紧,机械力导致视神经损伤。都会引起视力下降。

　　还有少数患者眼球突出显著,眼睑不能完全闭合,角膜过度暴露导致溃疡,甚至穿孔,引起显著的视力下降。

7. 为什么会眼部肿胀？

眼部肿胀在甲状腺相关眼病的患者中很常见。由于眼部的软组织中充满了炎症细胞，并蓄积了不少水分，脂肪体积增加，眼外肌增粗，眼眶压力升高，眼眶内血液、淋巴液回流不畅，整个眼眶处于淤血状态，所以会眼部肿胀。

8. 为什么会眼部充血？

从前面一个问题我们得知，甲状腺相关眼病患者眶压升高，血液回流不畅，整个眼眶处于淤血状态，引起静脉血管扩张；并且眼眶周围炎性细胞积聚，炎性刺激也会使血管增粗。所以眼部会充血，主要表现在结膜充血和眼睑充血肿胀。

9. 为什么会眼睑退缩？

眼睑退缩是甲状腺相关眼病最常见和最具特征性的症状，分为上睑退缩和下睑退缩，上睑退缩最常见。甲状腺相关眼病患者眼睑退缩发生率在70%以上。平视前方时，正常眼睑的位置是上睑缘遮盖角膜上缘1～2 mm，下睑缘与角膜下缘相切。眼睑退缩表现为眼睑睁开过大，上眼睑不能遮盖角膜上缘，甚至暴露上方巩膜，下眼睑离开角膜下缘暴露下方巩膜。甲状腺相关眼病患者眼睑退缩，是因为提上睑肌和下睑缩肌因炎性浸润而增厚、变性、挛缩引起的。

当然，也不是所有的上睑退缩都是甲状腺相关眼病引起的。也有生理性的上睑退缩，比如受惊吓时眼睛会睁得更大，那是因为受惊时交感神经兴奋，使眼睑内的Müller肌过度收缩引起的。如果服用能够兴奋交感神经的药物，也会导致类似的反应。另外，各种原因引起的眼球突出，也可以表现为眼睑退缩。

10. 为什么会眼睑迟落？

眼睑迟落表现为，眼球从向上看或平视前方转为向下看时，上睑不能立即跟随眼球向下移动，导致角膜上方的巩膜暴露，这也是甲状腺相关眼病患者常见的体征之一。

在甲状腺相关眼病发病早期，上睑迟落是由于提上睑肌和Müller肌受炎性细胞浸润、糖胺聚糖沉积、肿胀肥大引起。病情迁延后提上睑肌和Müller肌纤维化，也会引起上睑迟落。

11. 为什么会上睑下垂？

可见于单眼甲状腺相关眼病患者。患侧上睑退缩，健侧睑缘位置正常而被误以为是"上睑下垂"；或者因为提上睑肌收到的神经冲动较低，患侧眼上睑退缩减轻时，健侧眼轻度"上睑下垂"。

还有一种情况，就是甲状腺相关眼病伴发了另一种自身免疫病：重症肌无力，这种情况的出现会混淆甲状腺相关眼病的鉴别诊断。

12. 为什么会眼部干涩？

甲状腺相关眼病患者眼球突出、眼睑退缩、睑裂增大、眼表暴露区域大、泪液蒸发快，且活动期眼表炎症导致泪液成分异常，所以会出现眼部干涩的情况。

13. 为什么会眼睑闭合不全？

甲状腺相关眼病患者眼眶内容物体积增大，眼球向前明显突出，超出眼睑所能包容的极限就会眼睑闭合不完全，在正常力量闭合眼睑时，不同程度的暴露角膜和球结膜；另外，提上睑肌和下睑缩肌的纤维化导致的限制性因素也可能导致眼睑闭合不全。

14. 为什么会有角膜损伤？

如前几问所述，甲状腺相关眼病患者会有眼球突出、眼睑退缩和眼睑闭合不全、泪液挥发过快、泪液成分异常；对角膜的保护不够，轻则导致角膜上皮细胞点状缺损，严重者甚至角膜溃疡。长期角膜暴露还可引起真菌性角膜炎甚至眼内炎。

15. 为什么会眼压高？

甲状腺相关眼病导致的高眼压机制如下：

活动期，眼外肌水肿，炎性细胞浸润，氨基葡聚糖沉积，脂肪变性，可损伤眼上静脉或眼下静脉，静脉回流障碍，导致眼球表面静脉压升高，眼内房水流出困难，从而导致眼压升高，进一步发展为青光眼性视神经损害。打个比方就是大河涨水，小溪也会泛滥。眼眶内的眼上静脉或眼下静脉就是大河，眼球表面静脉就是小溪。眼球内的房水要流到眼球表面静脉里，再汇聚到眼上静脉或眼下静脉。当眼眶内容增多，眶压增高，眶内各条静脉都回流不畅，整个眼眶都是瘀滞状态，眼压就会升高。

病变晚期，由于眼外肌纤维化和瘢痕收缩，当眼球向某一方向凝视情况下，相应肌肉不能放松，挤压眼球，可引起眼压明显升高。尤其多见于下直肌纤维化，眼球向上凝视时。因此应注意观察不同注视野眼压。

眼外肌肿大使眶压增高，为维持眼内视网膜中央静脉的血液回流，眼压也随之增高。

此外，由于甲状腺相关眼病常引起眼球突出，上睑退缩迟落，眼睑闭合不全，角膜外露，引起暴露性角膜炎。当继发角膜感染时，可导致前房角组织粘连，房水向外引流不畅，也会引起眼压升高。

如累及涡静脉，使涡静脉回流受阻，则可引起葡萄膜淤血肿胀，尤其是睫状体肿胀前移，导致前房角变窄、甚至关闭，继发闭角型青光眼。

长期表面巩膜静脉压升高得不到及时治疗，则可使眼灌注压降低和眼组织缺血，导致虹膜红变而发生新生血管性青光眼。

以上情况并非在同一患者中均会发生，但肌肉增粗和水肿是最常见的，这种增高的眼压并不会对视神经造成损害，因此，并非真正意义上的青光眼，因此，施行抗青光眼手术也是没有意义的。此外，眼球移位下斜导致眼压测量出的结果并非真正眼球内压力，也不能当成青光眼来治疗。

第五章
甲状腺相关眼病的治疗

一、治疗原则

- ◆ 甲状腺相关眼病治疗时机怎么选择？
- ◆ 甲状腺相关眼病活动期怎么治？
- ◆ 甲状腺相关眼病静止期怎么治？
- ◆ 轻度甲状腺相关眼病怎样合理治疗？
- ◆ 中、重度甲状腺相关眼病怎样合理治疗？
- ◆ 极重度甲状腺相关眼病怎样合理治疗？
- ◆ 针对儿童和青少年甲状腺相关眼病的合理治疗方案是什么？
- ◆ 我是甲状腺相关眼病患者，但是我近期甲状腺功能并不稳定，可以手术治疗吗？
- ◆ 目前我的眼睑水肿及眼球突出明显地在一天天加重，我该如何治疗呢？
- ◆ 甲状腺相关眼病治疗之误区
- ◆ 对于甲状腺相关眼病，有一个简明治疗规划吗？

1. 甲状腺相关眼病治疗时机怎么选择?

一旦患上了甲状腺相关眼病,患者恨不得马上就治疗好,恢复原来的容貌。由于甲状腺相关眼病发病病程历经两个阶段,早期为活动期,后期为静止期或称稳定期,患者发现自己的眼睛出现问题的早晚不同,到医院就诊的时机也有很大差别,必须根据病程发展阶段,以及病情严重程度因人而异的选择治疗手段。

甲状腺相关眼病是一种慢性疾病,病程变化存在很大程度上的不确定性。在活动期主要的病理变化是眼外肌肥大、眶脂肪水肿,从而导致眼睑水肿,结膜充血、水肿,泪阜水肿,眼球突出等。如果症状明显,属于中度以上,严重影响患者的生活和工作,甚至眼睑闭合不全,夜间眼球暴露,导致角膜上皮损伤,此时则需要使用皮质类固醇激素治疗,和轻度患者一样,同时使用人工泪液滴眼液保护角膜。

经过6～18个月的活动期,患者逐渐进入静止期,眼眶脂肪纤维结缔组织增生明显,新生血管形成。这个阶段患者眼球突出程度稳定,眼部充血不明显,由于肌肉纤维化造成的眼位偏斜固定,此时,使用激素也无法回退已经突出的眼球和恢复斜视的眼位,则患者可以接受康复性手术治疗。

有一种特例,即在角膜溃疡有穿孔风险和视神经受到眼外肌的压迫造成视力进行性下降时,需要及早手术;稳定期患者,可根据情况个性化实施眶减压矫正眼球突出、眼外肌手术矫正斜视复视、眼睑手术矫正眼睑退缩等,这些都可以择期而行,为避免复发,一般需甲状腺功能和眼部状况稳定半年以上再实施。

2. 甲状腺相关眼病活动期怎么治?

活动期的甲状腺相关眼病是治疗的难点。由于尚没有完全阻断甲状腺相关眼病炎症活动的方法,所以目前的治疗手段只是尽量降低炎症活动的程度、缩短炎症活动的病程。

针对甲状腺相关眼病这一常见眼眶病的活动期,治疗措施主要包括:皮质类固醇激素、眼眶放射治疗、免疫抑制剂、生长激素类似物、免疫球蛋白。

皮质类固醇激素是目前唯一被广泛接受的药物,可以口服、静脉注射、局部注射。通过国际范围内的广泛验证,目前已经明确静脉注射(大剂量甲泼尼龙冲击治疗)是最佳的给药方式。

近年来,眼眶放射治疗逐渐被医学界重视,治疗效果可以与口服皮质类固醇激素媲美。而且大剂量甲泼尼龙冲击治疗联合眼眶放射治疗,对疾病的控制率显著提高,可以作为甲状腺相关眼病的非手术治疗的最终方案。

免疫抑制剂、免疫球蛋白可以作为皮质类固醇激素、眼眶放射治疗的替代治疗方案,具有一定的疗效。生长激素类似物治疗甲状腺相关眼病,目前国际的观点并不统一,颇有争议。利妥昔单抗已应用于临床,但使用的例数较少,目前并未显示出明确的疗效。

3. 甲状腺相关眼病静止期怎么治?

甲状腺相关眼病是个让人恼火的疾病,影响患者的生活质量,伴有不同程度的容貌影响及视力改变,导致患者信心、社会心理稳定及功能的丧失。

处于疾病活动期的甲状腺相关眼病患者进行康复性手术可保护视功能,处于静止期的患者进行康复性手术可以矫正受损的容貌及症状。治疗的目标是恢复每个患者个体的完整性,最终目标是恢复失去的功能。

在甲状腺相关眼病的静止期,内分泌及眼部临床表现稳定后6～8个月,如果需要可以施行康复性手术。根据病情的严重程度,康复性手术可以大范围或者小范围施行,整个治疗包括眶减压手术、斜视手术、眼睑延长手术、眼睑成形术及眉毛整形术。

康复性手术第一步是在病情稳定后，施行眼眶骨性减压术及早期干预。眶减压手术可以减轻眼球突出及上下眼睑移位。对减轻眼外肌的限制病变可能也有正面作用，但是眶减压去除眼眶软组织时，可加重原有斜视或导致新发斜视。因此，接下来应施行斜视手术，考虑到垂直性斜视会影响眼睑的位置，斜视手术应在眼睑矫正手术之前进行。最后，如果需要，可以施行眼睑退缩矫正手术。

总之，静止期患者在病情稳定半年以上后，可遵守手术顺序，即眶减压、斜视、眼睑的康复性手术。当所有的步骤都需要时，时间需要1.5～2年。

4. 轻度甲状腺相关眼病怎样合理治疗？

轻度甲状腺相关眼病的患者是否需要治疗依赖是否存在进展，据研究，所有患有甲状腺相关眼病而没有接受治疗的患者中，3个月后有64%病情自行发展。更近的一项研究中，81例只接受了局部保护性治疗的患者大约47%发展到了NOSPECS规定的严重程度（2～4级）。在后一项研究中，没有任何治疗或仅接受了局部治疗的轻度患者中46%出现了病情进展，而其余51%病情没有变化。来自EUGOGO的数据显示，轻度甲状腺相关眼病患者中只有44%经建议接受了皮质类固醇激素治疗，可能与生活质量下降有关。

轻度甲状腺相关眼病支持采取积极治疗措施的理由如下：

（1）一些研究所示，眼外肌受累只有在眼眶影像中才能发现，而且只与眼球突出有关。

（2）疾病进展的可能性较低，但是不能明确预测。

（3）患者生活质量下降。

（4）内科医生对于疾病残留的担心。

（5）从Rundel曲线看，激素使用越早效果越好。

而认为轻度甲状腺相关眼病不需要治疗的学者理由如下：

（1）激素或者放疗都有潜在的副作用。

（2）治疗的结果及其对疾病残留的影响。

（3）疾病自行进展的可能。

（4）出于对治疗的性价比的担心。

所以我们建议在生活质量没有受到很大影响并且进展的可能性不大的患者，接受固定的眼眶病医生观察随访，医生和患者均有必要做好疾病状况记录，眼部外观照的保存。患者可以接受一些支持措施：如通过滴滋润型眼药水来控制干眼症状，试用角膜绷带镜以及晚上采取使眼睑紧闭的措施以减少过度刺激和角膜损伤。同时，也应该劝导患者戒烟并控制甲状腺功能。

5. 中、重度甲状腺相关眼病怎样合理治疗？

（1）中、重度甲状腺相关眼病活动期怎样合理治疗？

甲状腺相关眼病患者就诊时，医生常常会告诉他（她）目前属于中重度和活动期，建议免疫调节/免疫抑制剂或放射治疗。

患者对治疗所达到的目的必须明确。在活动期的中重度甲状腺相关眼病的治疗中，免疫调节和（或）免疫抑制的目的是为了使其病程缩短，早日进入稳定期，避免手术和（或）为了减轻炎症活动性，从而改善手术结果，并非能够达到患者期望回退眼球的目的。

必须向患者强调的是：如果甲状腺相关眼病仍然严重和（或）处于活动期，免疫抑制治疗并不能排除后续仍然需要接受手术治疗的可能性，并且免疫抑制剂治疗后，由于肌肉的纤维化过程加速，复视的症状可能加重。所以，在开始进行特定眼眶治疗之前的第一步应该确定甲状腺相关眼病的严重程度和是否处于活动期。

在甲状腺相关眼病中，疾病活动性这一概念或许可以解释为什么有1/3的患者对免疫抑制治疗无效，因为只有处于疾病活动期的甲状腺相关眼病才有治疗反应。所以，对甲状腺相关眼病患者进行免疫抑制治疗时，不仅要依赖于疾病的严重性，还要以疾病的活动性为基础。医生会在多变量中发现软组织侵犯和炎症、眼眶超声中眼外肌的回声和奥曲肽摄入率（疾病活动性的指征）这些预测因子来确定是否进行免疫抑制剂治疗。软组织侵犯、甲状腺相关眼病的持续时间和尿糖胺聚糖排泄是放疗有无疗效的重要预测因子，因此医生会根据疾病活动性以及重要预测因子来决定应该用免疫抑制剂还是联合放射治疗。

（2）中、重度甲状腺相关眼病活动期如何使用皮质类固醇激素？

在医学领域，为了比较不同方法对某一疾病的治疗效果，往往需要设计良好的随机对照试验和对既往研究的 Meta 分析，既往研究已证实静脉应用激素和大剂量口服泼尼松治疗中重度活动期甲状腺相关眼病患者的有效性。所以，对于中、重度活动期甲状腺相关眼病患者来说，全身应用激素是基于证据的强烈推荐的治疗方法，并在全世界范围被认为是一线治疗，其中静脉冲击治疗优于口服激素治疗。在激素冲击治疗时，并非一定要按照全部"疗程"来进行，应该在使用2～3次激素后对治疗的反应性和全身情况进行评估，以确定是否继续治疗。

至于眼眶放疗，前述试验证明放疗能够有效改善眼外肌运动障碍。所以，针对活动期甲状腺相关眼病和仅有运动受限的患者来说，放射治疗也是基于证据的强烈推荐的治疗方法。

而且，前述研究证实，在伴有运动受限的活动性甲状腺相关眼病早期，标准激素治疗联合放疗优于两者单独应用。这是基于证据的强烈推荐的治疗方法。

最后，对于泼尼松无效或静脉激素治疗后复发的中重度活动期甲状腺相关眼病患者，一些对照研究证实：附加上非激素免疫抑制剂的应用会比单用泼尼松更有效。所以，该联合治疗方法也可以被推荐，属于二线治疗，因为它可能会既减轻眼眶结缔组织的活动性及炎症反应，又降低甲状腺相关眼病的复发率。

由此可以看出，并非每位中、重度活动期的患者都需要激素联合放疗,或者非激素类的免疫抑制剂治疗,需要因人而异。

6. 极重度甲状腺相关眼病怎样合理治疗?

大约有5%的患者会发展到极重度,主要包括甲状腺相关眼病视神经病变和角膜溃疡穿孔。所以,甲状腺相关眼病的所有患者必须了解这种特殊情况。

甲状腺相关眼病视神经病变(压迫性视神经病变)是视神经功能受损,发生于3%～5%的甲状腺相关眼病患者,主要与结缔组织,特别是靠近眶尖的眼外肌的体积增加有关,这被称为顶端拥挤。扩大的肌肉似乎通过直接压迫视神经或减少其血液供应而引起视神经病变。另一个因素是眶内压升高,这与视神经病变患者的眼眶间隔紧密牢固和眼球突出程度相对较低有关。

视力减退通常是非常隐蔽的,以至于患者在临床过程后期才意识到这一点。此类患者可能会抱怨眨眼后或者闭上一只眼睛(因此判别并非由复视引起)仍然持续存在"有雾"或"模糊"的视力。一些患者可以阅读并且没有视觉不适,光敏感度下降或颜色变暗也应告知临床医生,同时也应告知医生自己伴有视物重影现象。医生应鉴别这种模糊现象是单眼视力"差"还是视物重影所致。

由于严重的甲状腺相关眼病变化多端,可以在的几小时内发展到视力急剧下降,或者在几个月内隐匿发展。如果视神经损伤的迹象是模棱两可的,并且由临床活动性CAS评分所判断的疾病活动度较低,则不必进行紧急治疗。如果视力下降明显,静脉输注大剂量皮质类固醇激素是视神经病变患者的首选治疗方案;如果静脉输注1～2周皮质类固醇激素疗效不佳或在治疗期间出现了严重不良反应,则需要及时采用眼眶减压手术。

甲状腺相关眼病视神经病变的大多数情况是由于眼外肌增大导致眶尖视神经受压。通过眼眶减压手术扩大眼眶是一种有效降低视神经所受压力的方法。

当眼球高度突出，眼球固定并暴露时，角膜会出现溃疡，有些甚至会伴有真菌感染，严重者出现角膜穿孔。威胁视力的角膜穿孔应作为紧急事件进行处理，需要立即就医。医生使用人工泪液、润滑眼膏和湿房镜保护，直到角膜愈合为止，感染的角膜溃疡需要适当的抗生素治疗。如果发生角膜穿孔，则需要紧急胶粘，羊膜或角膜移植。一旦角膜破裂得到控制，就必须接受进一步眼眶减压治疗以改善眼睑闭合性，从而防止进一步发生角膜破裂。

7. 针对儿童和青少年甲状腺相关眼病的合理治疗方案是什么？

儿童和青少年的甲状腺相关眼病很少见，有一项研究观察到的120例中，只有6例年龄在20岁以下。儿童期甲状腺相关眼病的发生率较低可能与儿童期Graves病的发生率较低有关。小儿Graves病约占所有Graves病病例的2.5%。

甲状腺相关眼病在儿童时期与成人时期的临床表现有所不同，小儿的临床表现不如成年严重，可能原因之一是接触烟草烟雾较少。

由于甲状腺相关眼病在儿童中的表现在大多数情况下是轻度的和短暂的，因此以观察为主。当甲状腺功能正常时，如果眼部恶化或没有改善，则应进行主动干预（主要是使用皮质类固醇激素药物）。根据病例的严重程度，每天使用泼尼松5～20 mg。在中度严重病例中，从每天20 mg开始持续4～6周，然后相应地逐渐减少剂量。需要强调的是，在某些严重情况下应延长泼尼松的使用时间，这与儿童体重增加，免疫抑制等有关。考虑到肿瘤诱导的理论风险，不提倡给予青少年球后放射治疗。

对于皮质类固醇激素治疗效果不佳的患者，可以给予生长抑素类似物，剂量为每日20 mg奥曲肽，每30天一次，为期4个月。

考虑到在7岁之前眼眶没有发育完全，甲状腺相关眼病程度不严重，不存在视神经病变的风险,因此不提倡进行眼眶减压手术,青少年谨慎施行这一手术。

8. 我是甲状腺相关眼病患者,但是我近期甲状腺功能并不稳定,可以手术治疗吗?

一般来说,甲状腺功能是区别甲状腺相关眼病活动期或者静止期的重要指标,对于甲状腺功能不稳定的患者,我们建议先到内分泌科控制好甲状腺功能,使其在一段时间内保持在较稳定的水平,同时到眼科就诊对突眼进行控制,当甲状腺功能稳定半年以上,眼部情况趋于不变的前提下,再行手术比不稳定时要更安全、效果更好。需要强调的是,指标中FT3、FT4在正常范围最为重要,TSH接近正常即可,而TRab和TPOab并非一定要求恢复到正常水平。

在此提醒,治疗需循序渐进,不能急于求成,一般不建议没有皮质类固醇激素保护下的大剂量碘[131]进行甲状腺局部的放射治疗,以免甲亢指标快速下降,眼球突出可能在短期内明显加重。

9. 目前我的眼睑水肿及眼球突出明显地在一天天加重,我该如何治疗呢?

很显然,患者是处于活动期的甲状腺相关眼病,应该给予干预以减轻严重程度和缩短活动期,早日进入到稳定期。治疗措施主要包括:皮质类固醇激素治疗、眼眶放射治疗、免疫抑制剂、生长抑素类似物、免疫球蛋白等。

目前已经明确静脉注射大剂量甲泼尼龙冲击治疗是最佳的给药方式,需要住院治疗。

这些患者表现为明显的球结膜水肿、眶周水肿,应用一个疗程的激素会使急性症状和健康相关生活质量在几天的时间内有明显的改善。有证据说明皮质类固醇激素在软组织水肿、视力和眼球运动改善上效果较好,而对眼球突出的效果不明显，这一点需要向患者有所强调。在眼外肌炎症活动期尽早应用激素抑制眼眶炎症可以减轻眼外肌损伤和降低炎症后眼外肌纤维化引起长期复视的风险。需要强调，在疾病病程的早期给药会更有效。给予甲泼尼龙等皮质类固醇激素静脉治疗后，在接下来的几周可以根据治疗反应（这需要通过评估临床活动性分值）来决定是否继续按部就班的剂量。

因吸烟会降低激素的疗效，患者必须戒烟，在一项针对活动性甲状腺相关眼病患者的前瞻性研究中，65个非吸烟者中有61个对大剂量口服泼尼松激素药物有效，而85个吸烟者中只有58个对大剂量口服泼尼松激素药物有效，两者统计学有非常明显的差异。

必要时可联合行低剂量的眼眶放射治疗，研究证实：放射治疗是甲状腺相关眼病的有效治疗方案，联合全身应用皮质类固醇激素可以提高眼眶放射治疗的疗效。

10. 甲状腺相关眼病治疗之误区

在甲状腺相关眼病的治疗中，皮质类固醇激素作为治疗中度至重度疾病的核心药物已经被使用了几十年，其目的就是通过免疫抑制作用减轻眼眶内组织的炎症反应。甲状腺相关眼病的眼部改变包括：眼睑水肿、眼球突出、眼睑退缩、斜视等，患者会伴随很多的眼部不适，比如：眼眶胀痛、眼干眼涩、畏光流泪，视物重影等。皮质类固醇激素具有抗炎作用，患者反映眼部症状得到改善，眼球突出轻度回退，但往往并未达到理想状态，如何正确认识皮质类固醇激素的作用呢，患者看病过程中会有哪些误区呢？

误区一：甲状腺功能调好了，眼病自然会好

大多数的时候，患者在发现甲状腺功能出现了问题，他们会去内分泌科治疗调整甲状腺功能，而在治疗的过程中，眼部症状逐渐出现，眼睛变大突出，内分泌科医生可能会告诉患者这是得了甲亢突眼，等甲状腺功能好了，眼突就回去了。事实真的如此吗？甲状腺功能亢进好了，眼病自然会好吗？

答案是：不一定。眼部症状有改善的情况、也有眼病恶化的可能。

首先，能够明确的是，甲状腺功能异常是甲状腺相关眼病的危险因素，如果甲状腺功能亢进或减退不能得到有效的控制，可能会造成甲状腺相关眼病的发生发展，因此，对于预防眼病进展（或改善）而言，恢复并维持甲状腺功能正常是必需的。研究表明，甲状腺功能得到控制，甲状腺相关眼病确实会随之改善，但是这种改善通常是轻微的。根据诊断标准，我们将甲状腺相关眼病分为轻度、中重度和极重度，发现部分轻度的甲状腺相关眼病患者，在甲状腺功能稳定、戒烟、全身免疫功能改善包括心理调整之后，眼病可以逐渐好转至正常，但是相对中、重度及以上的患者，在经历一段时间的眼病活动期（逐渐加重至疾病顶峰）、然后慢慢改善最终转变成疾病的静止期，此时即便甲状腺功能控制稳定，甲状腺相关眼病也仅能长期处于静止期状态，而不能完全改善容貌或者复视，更无法恢复正常状态。

更有甚者，患者在调整甲状腺功能的过程中使用了碘[131]治疗，碘[131]治疗主要通过选择性地破坏甲状腺腺体，从而降低甲状腺的分泌功能，使甲亢得以治愈，达到类似甲状腺切除手术的目的。但据国内外研究报道指出，碘[131]治疗往往易使甲状腺相关眼病发生和恶化率增高，这可能和治疗后易引起甲状腺功能低下（甲状腺功能减退）有关。因此，这类患者的眼突不仅不能好转，反而有可能进一步恶化，认为通过碘[131]治疗好甲状腺功能亢进后，能够改善突眼，这是错误的。

误区二：球后注射皮质类固醇激素是局部注射，不良反应更小、效果更好

目前国际上普遍承认的针对甲状腺相关眼病的治疗指南中，并没有将球后注射激素列入一线或者二线，甚至三线治疗当中，仅仅是作为其他治疗中的一个小项，用于减少近期出现的活动期甲状腺相关眼病的复视

（所引起的复视现象），减轻眼睑肿胀和近期出现的眼睑退缩。这就意味着，相较于全身应用激素，球后注射激素的给药途径效果非常有限，而且仅在有上述症状的时候才会应用，并不会改善眼球突出等主要症状。

第二，球后注射激素虽然可能不会引起较多的药物副作用，但其风险更多的来自操作本身。眼球后的眼眶结构复杂，血管神经丰富，加上甲状腺相关眼病患者的眼外肌增粗，眼眶脂肪增多，操作难度进一步升高，因此非常考验医生的经验和技术，相关文献中关于球后注射引起的眼部并发症甚至失明的也屡见不鲜。

误区三：口服激素比静脉点滴不良反应小

这是一个绝大多数患者甚至部分医生都会存在的误区，认为药物通过口服途径肯定比静脉大剂量使用的不良反应小，然而早在2005年已有学者做过相关的研究，并将研究结果发表在当年的临床内分泌杂志中。该研究中，学者将70名活动期的甲状腺相关眼病患者分为两组，一组进行大剂量静脉滴注激素治疗，另一组应用口服激素并逐渐减量，疗程均为12周。3个月后，根据统计，发现无论是治疗有效率、治疗效果，还是患者的一些血象指标，静脉应用激素的患者都要好于口服激素的患者。而且更令人惊讶的是，相较于静脉应用激素的患者，口服激素患者发生不良反应的比例明显要更高，比如血压和血糖的升高以及骨密度的降低。因此，对于活动期的甲状腺相关眼病患者，按照国际相关指南恰当的应用静脉激素冲击治疗不仅效果更好，不良反应也相对更小。另外，根据欧洲甲状腺相关眼病小组的指南，不管通过何种方式应用皮质类固醇激素，激素总量不应超过8 g。

误区四：皮质类固醇激素能够使突出的眼球回退

激素的应用主要是减轻眶内软组织的炎症反应，炎症程度降低，因此对眼部的充血水肿能够改善，使活动性评分降低，缩短活动期的病程，但效果有限，据研究，平均眼球回退在2 mm左右，因此，欲通过应用激素来达到眼球回退的目的是无法实现的。

11. 对于甲状腺相关眼病,有一个简明治疗规划吗?

甲状腺相关眼病的患者对比较复杂的治疗方法往往手足无措,迫切需要对将来的治疗计划有个充分的了解。

病情为轻度的患者起初应保守治疗,使用一些简单的治疗措施(表5-1),例如戒烟和维持甲状腺功能正常,当然,心理状态的调整不容忽视,其中约2/3的患者会在其后的3～6个月自发缓解。在一些特殊情况下,比如有严重程度加重的趋势,有必要采取皮质类固醇激素等特别的治疗,虽然这些治疗可能益处不大。如果对于这些患者不予治疗,则需要每隔数周就进行复查以确保疾病并未恶化。一旦病情进展到静止期,一些康复性手术就可以考虑实施。而遇到有视力受威胁的甲状腺相关眼病患者就有必要采取紧急措施来抢救。

表5-1　简易疗法治疗甲状腺相关眼病

人工泪液	改善眼表症状
润眼膏	改善睡眠时的角膜暴露
夜间贴起眼睑	改善睡眠时的角膜暴露
墨镜	改善畏光及户外见风流泪
棱镜	改善复视
改善并维持正常甲状腺功能	增加自发缓解和减少恶化的可能
停止吸烟	增加自发缓解和减少恶化的可能,增强对药物的敏感性
专家指导	减轻紧张心理及消除恐惧,制订最佳治疗方案

治疗不是强制性的,但绝对需要患者和医生严肃考虑。是否需要治疗和何种形式治疗取决于对疾病活动性及严重程度的评估。在甲状腺相关眼病的活动期,可以采用激素和免疫抑制剂,眼眶放疗,或两者结合。如果疾病处于稳定期,则可采取康复性手术,对眼球突出、斜视和眼睑问题进行调整。在大多数严重的病例中,常需要联合运用多种治疗方法。这就需要事先详细计划,合理制订先后顺序。一般最好是先用激素治疗,联合或不联合放疗,直到病情进入静止期。如果药物治疗不能逆转视神

经病变,或已经进展到很差,则尽早要考虑眶减压手术。如果眼球突出令患者无法忍受,或由此导致的严重角膜暴露也是眼眶减压术的指征。

由于新的复视常会出现在眶减压术后,复视矫正手术应排在眶减压术之后。最后阶段才是治疗上睑退缩的眼睑延长术以及随后的美容性质的眼睑成形术。

二、基础治疗

◆ 甲状腺功能亢进有哪些疗法? 若伴甲状腺相关眼病,这些疗法各有什么优缺点?

◆ 对于伴有甲状腺相关眼病的甲状腺功能亢进患者,应该如何选择更为合适的治疗方案?

1. 甲状腺功能亢进有哪些疗法? 若伴甲状腺相关眼病,这些疗法各有什么优缺点?

甲状腺功能亢进治疗方法目前主要有3种:

(1)内科药物治疗,这是甲状腺功能亢进最基本的治疗方法。主要的药物包括硫氧嘧啶类和咪唑类。

(2)碘[131]放射治疗,属于比较常用的方法。其中在美国,碘[131]放射治疗是甲状腺功能亢进的一线治疗方案。

(3)外科甲状腺次全切除术。

若伴有甲状腺相关眼病,这些疗法的优缺点如下:

(1)口服抗甲状腺功能亢进药物优点是:能有效地控制甲状腺功能亢进,甲状腺相关眼病患者眼部病情通常可以得到改善;缺点是停药后,甲状腺功能亢进的复发率较高,从而有可能导致眼部症状的再次发展。

（2）碘^{131}放射治疗优点是：在持久控制甲状腺功能亢进方面非常有效，对有效遏制眼部症状的发展有帮助；缺点是有导致甲状腺相关眼病的发病或加重的风险，发生甲状腺功能减退的概率也有所增加。

（3）甲状腺切除术能否影响甲状腺相关眼病病情发展目前国内外研究还存在争议。一般来说，甲状腺切除术对临床诊断有甲状腺相关眼病的甲状腺功能亢进患者来说都是有益的。然而，对于病程较长的甲状腺相关眼病患者，甲状腺切除术可能无法改善眼部的病情进展。

2. 对于伴有甲状腺相关眼病的甲状腺功能亢进患者，应该如何选择更为合适的治疗方案？

首先，任何伴有甲状腺相关眼病的甲状腺功能亢进者，都应及早接受抗甲状腺功能亢进的药物治疗，促进甲状腺功能恢复正常。对于活动期甲状腺相关眼病的治疗，目前有两种思路：第一种思路，当眼病是处于活动期时，最好继续给予抗甲状腺药物治疗，必要时联合免疫抑制治疗（皮质类固醇激素和/眼部放疗）或适当情况下眶减压；第二种思路主张主要治疗甲状腺功能亢进（放射性碘或手术），并酌情治疗甲状腺相关眼病。目前还没有研究来证明哪一种方法是更好的。第一种方法对病情较轻或发展较慢的甲状腺相关眼病比较合适，第二种方法可能是中度至重度甲状腺相关眼病患者的首选。

三、免疫抑制药物治疗

◆ 治疗甲状腺相关眼病常用的免疫抑制剂有哪些？

◆ 口服、静脉滴注、球后注射激素冲击治疗哪个效果好？

◆ 甲状腺相关眼病可以用球后注射的方法治疗吗？

◆ 什么情况下甲状腺相关眼病需要行激素治疗,冲击后眼球就会退吗?

◆ 激素冲击治疗的风险有哪些?

◆ 激素冲击治疗过程中需要注意哪些事项?

◆ 甲状腺相关性眼病的最新药物治疗进展是什么? 有没有可能不需要做手术而治愈甲状腺相关眼病?

1. 治疗甲状腺相关眼病常用的免疫抑制剂有哪些?

治疗甲状腺相关眼病常用的免疫抑制剂,包括:皮质类固醇激素、氨甲蝶呤、环磷酰胺等。

2. 口服、静脉滴注、球后注射激素冲击治疗哪个效果好?

目前已经明确采用静脉注射激素治疗是最佳的给药方式。

3. 甲状腺相关眼病可以用球后注射的方法治疗吗?

可以采用,尤其对于糖尿病等不适宜使用全身激素治疗的患者,为减少激素所致全身不良反应,可采用球后注射法治疗活动期眼病,但其效果相对较弱。

4. 什么情况下甲状腺相关眼病需要行激素治疗,冲击后眼球就会退吗?

在以下情况下,甲状腺眼病需要行激素治疗:

(1)患者眼部呈急性炎症表现,如眼球明显突出伴结膜充血、水肿或炎症刺激症状。

(2)高眶压出现角膜病变或压迫性视神经病变,不适宜手术的。

(3)伴有甲状腺功能异常的,实施内分泌治疗过程中,眼部症状的配合治疗。

（4）眼眶减压术前用药。

（5）眼眶放射治疗或眶减压术后的辅助治疗。

冲击后部分患者眼球会有不同程度的回退，平均2 mm左右。

5. 激素冲击治疗的风险有哪些？

激素冲击治疗的风险包括以下方面：低钾血症；类Cushing综合征，表现为向心性肥胖、高血压、浮肿、多毛、体重增加等；胃溃疡；失眠、躁狂、行为异常；骨质疏松；青光眼、白内障；感染等。

6. 激素冲击治疗过程中需要注意哪些事项？

医生和患者都需要注意观察治疗效果和不良反应，尤其是不良反应的表现。比如胃溃疡会出现胃痛、会导致咖啡色大便。低钾血症导致手脚麻木、瘫痪，尤其要高度重视低钾血症，可危及患者生命。另外，一旦发现骨质疏松全身骨痛等，需要立即处理。

7. 甲状腺相关性眼病的最新药物治疗进展是什么？有没有可能不需要做手术而治愈甲状腺相关眼病？

美国食品药品监督管理局（Food and Drug Administration，FDA）于2020年1月21日批准将一种新药替妥木单抗（Teprotumumab）用来治疗中重度活动期甲状腺相关眼病患者。这一新药效果良好，且不良反应极小，很有可能代替传统的不良反应巨大的皮质类固醇激素，迎来甲状腺相关眼病治疗的新时代。

为什么这个药有如此神奇的疗效呢？替妥木单抗是一种人单克隆抗体，是胰岛素生长因子-1受体（IGF-1R）的阻断剂。我们知道参与甲状腺相关眼病发病的两大自身抗原即促甲状腺激素受体（TSHR）和IGF-1R，这两个抗原在结构上和功能上形成复合体，可以说是两者互相

"狼狈为奸"参与了甲状腺相关眼病的发病。当用IGF-1R阻断剂替妥木单抗阻止IGF-1R信号通路时，同时也阻断了TSHR的信号通路，替妥木单抗起到了"一箭双雕"的作用。

　　这一新药的伟大之处在于它可以改变甲状腺相关眼病的自然病程，可以阻止活动期的甲状腺相关眼病患者进入静止期。如果病程不进入到静止期，那么有可能不再需要手术而治愈甲状腺相关眼病患者，因为大部分手术是在静止期实施的。而传统的皮质类固醇激素治疗并不能改变甲状腺相关眼病患者的自然病程。目前国内外的甲状腺相关眼病优秀专家们在对那些接受替妥木单抗治疗的中重度活动期甲状腺相关眼病患者进行长期的观察随访，如果这些活动期的患者病程不再进入静止期，那么甲状腺相关眼病的无手术治疗将会实现，我们相信这一天指日可待。祝福这一天早日到来！

四、放 射 治 疗

◆　甲状腺相关眼病的放射治疗是怎么回事？

◆　核医学治疗甲状腺相关眼病无痛、无创、疗效好？

◆　核医学近距离照射治疗甲状腺相关眼病与眶外放疗有何区别？

◆　对甲状腺相关眼病采取眼眶局部放疗的安全性如何？

◆　甲状腺相关眼病眼眶放射治疗效果评价如何？

◆　什么样甲状腺相关眼病适合放射治疗？

1. 甲状腺相关眼病的放射治疗是怎么回事？

　　放射治疗是甲状腺眼病的一个重要手段，有效率达60%，对近期的软组织炎症和近期发生的眼肌功能障碍（治疗）效果较好。放射治疗对于解除患者的炎症症状是非常有效的，炎症的消退往往发生在行放射治疗后2～4周内。

放射治疗现在多采用的方法为使用线性加速器释放出4～6 MV的能量单侧照射。照射野包括整个眼眶、眶尖，前面避开晶状体，后面避开垂体区。总剂量为每眼20 Gy，每周照射5次，每次2 Gy。

放射治疗可以单独应用或者与皮质类固醇激素联合使用，联合应用可以增加疗效。

需要注意的是，伴有糖尿病和高血压视网膜病变的患者不能采用放射治疗。35岁以下的人群也不宜行放射治疗。

2. 核医学治疗甲状腺相关眼病无痛、无创、疗效好？

核医学近距离照射治疗甲状腺功能亢进浸润性突眼起效比较快，在首次治疗结束后交感神经兴奋引起的突眼及其症状就会得到明显改善，如眼球部分回缩，眼睑痉挛改善后眼裂变窄，流泪、视力模糊减轻，这种改变在治疗第四天达到高峰，随后症状改善特别是突眼回缩明显减慢，待治疗结束后一个月左右，突眼开始逐渐回缩，直至完全康复。部分患者在眼球恢复正常后还会有部分眼部症状，还可以行第二疗程治疗。

3. 核医学近距离照射治疗甲状腺相关眼病与眶外放疗有何区别？

核医学近距离照射治疗甲状腺相关眼病是采用释放β射线的核素对病变部位进行外照射，眶外放射治疗主要是采用直线加速器或钴60进行眼球后照射。前者取得了令人难以置信的疗效，与眶外放射治疗比，方法相对简单，照射剂量更低，更为安全，但国内开展的医疗机构较少。

4. 对甲状腺相关眼病采取眼眶局部放疗的安全性如何？

放疗除了极少时候可能引起软组织炎症的急剧恶化外，一般都能很好耐受,炎症的消退效果显著,基本没有短期不良反应。不过对于同时罹患糖尿病的患者而言,放疗可能会导致较严重的视网膜病变。因此,糖尿病是眼眶放疗的禁忌证。经研究证实,如果轻度甲状腺相关眼病患者没有罹患高血压、糖尿病,并且年龄在35岁以上,眼眶局部放疗是长期安全的。

5. 甲状腺相关眼病眼眶放射治疗效果评价如何?

眼眶放射治疗是甲状腺相关眼病的有效治疗方案,联合全身应用皮质类固醇激素可以提高眼眶放射治疗的治疗效果。

6. 什么样甲状腺相关眼病适合放射治疗?

存在以下情况的甲状腺相关眼病患者适合放射治疗:

(1)中重度甲状腺相关眼病患者。

(2)保守治疗3个月以上,突眼改善不明显。

(3)激素治疗禁忌者或出现不良反应者。

(4)药物保守治疗突眼持续进展、治疗眼病意愿强烈的患者。

五、甲状腺相关眼病的手术治疗

◆ 为什么甲状腺相关眼病的手术称为康复性手术,而不是整容手术?

◆ 康复性手术包括哪些? 手术为什么需要按照一定的顺序?

◆ 哪些甲状腺相关眼病患者需要接受眶减压手术治疗?

◆ 眼眶减压属于眼眶手术,为什么说眼眶手术属于高难度手术?

◆ 甲状腺相关眼病"个性化治疗三部曲"是怎样的?

◆ 眼眶减压是指什么？眼眶减压手术的方式有哪些？

◆ 医生为什么要做眼眶减压手术的评估？

◆ 经鼻内镜下眼眶减压术治疗甲状腺相关眼病效果如何？

◆ 眼眶减压手术会有哪些并发症？

◆ 甲状腺相关眼病的斜视和普通斜视一样吗？

◆ 甲状腺相关眼病眼外肌功能障碍有哪些手术指征？

◆ 患者何时应该做眼外肌手术？

◆ 如何判断眼外肌功能障碍的手术预后？

◆ 眼外肌功能障碍的手术并发症包括哪些？

◆ 甲状腺相关眼病斜视手术能达到什么效果？

◆ 眼睑位置异常都包括哪些？这个手术有必要做吗？

◆ 上睑退缩可以不手术而采用药物治疗吗？

◆ 眼睑退缩手术治疗的手术时机是什么？

◆ 眼睑退缩手术治疗效果如何？

◆ 眼睑复位术可能有哪些并发症？

◆ 暴露性角膜炎导致的角膜溃疡是否有手术干预的必要？

◆ 所有治疗结束后,眼眶会恢复到原来的状态吗？

1. 为什么甲状腺相关眼病的手术称为康复性手术,而不是整容手术?

甲状腺相关眼病手术被称为康复性手术或功能性手术,因为手术的主要目的是恢复被疾病破坏的患者个体完整性,并最终恢复丧失的功能。通常,用于治疗潜在视力威胁性疾病(如视神经病变或暴露性角膜病变)的手术被称为功能性手术,而主要用于矫正容貌受损的手术称为康复性手术。两者之间其实并不存在明确的区别,因为恢复功能的手术对外观容貌也有积极作用,反之亦然。

整容手术没有强调眼眶疾病对患者的影响以及功能的恢复,着重在外观上的美观，并且两者在期望值以及花费上常有相当大的差别，整容手术通常由整形外科医师施行。因此，在甲状腺相关眼病中使用整容手术这种定义不够准确，应当在患者就医时明确告知以避免混淆。实际上，外科手术的目的是尽可能使甲状腺相关眼病患者的外观恢复到发病之前的外观，而不是为了改变患者的躯体结构使其更加美丽漂亮。

2. 康复性手术包括哪些？手术为什么需要按照一定的顺序？

当医生和甲状腺相关眼病患者谈到需要进一步手术治疗时，大多数指的是康复性手术。康复性手术，包括眼眶减压手术、斜视手术、眼睑延长手术、眼睑成形术、眉毛整形术等，依据疾病的严重程度和患者情况，可以实施一种或多种手术方式。

一旦眼球突出较为明显，首个康复性手术方式，应该是眼眶减压手术。一旦疾病稳定，即可早期干预。由于眼眶病的长期效应，或活动期放射治疗干预的可能后果，纤维化已经成为大问题，可能会导致眼眶软组织更严重的膨胀和更差的可塑性，造成眼眶减压手术的治疗效应差。然而，近期的研究表明长病程的甲状腺眼病，或手术前的放射治疗，并不会产生眼眶减压手术效应的负面影响。因此，一旦Graves病和眼部状况达到稳定，康复性手术可以在任何时机开展。

眼眶减压手术，不仅可以降低眼球突出程度，而且可以降低上、下眼睑的位置异常。另外，眼眶减压手术可能会影响眼外肌的限制性，但是，眼眶减压手术造成的软组织移位，也可能会导致斜视或加重斜视。因此，可能的话，斜视手术应该在眼眶减压手术之后。垂直斜视可能影响眼睑位置，斜视手术后可能会改变上下眼睑的位置，因此，斜视手术需要在眼睑位置矫正手术之前。最后，如果有必要的话，可以顺序开展眉毛整形术、眼睑成形术。

因此，甲状腺相关眼病的修复性手术需要按照既定顺序，即眼眶减压手术、斜视手术、眼睑延长手术、眼睑成形术、眉毛整形术。如果所有的修复性手术均实施,整个疗程需要1.5～2年。

3. 哪些甲状腺相关眼病患者需要接受眶减压手术治疗?

长达一个世纪以来,眼眶减压手术被用于治疗甲状腺相关眼病。最初,眼眶减压手术仅用于治疗视力威胁型甲状腺相关眼病,如难以药物控制的视神经病变约占40.6%,或局部治疗和(或)简单眼睑手术无效的暴露性角膜炎约占7.9%,即功能性改善的目的。近年来,眼眶减压手术的适应证逐渐扩展至毁容性眼球突出及相关征象,即康复性目的约占42.4%。

另外,急性压迫性视神经病变和暴露性角膜病变的可能病因眼球半脱位、静止期充血性甲状腺相关眼病造成的体位性视物模糊、增大的眼外肌挤压眼球造成的脉络膜皱褶,都是近年来才认识到的眼眶减压手术的功能性适应证。

总的来说,甲状腺相关眼病患者需要接受手术治疗的适应证为:

(1) 改善外观,目前已成为眶减压的首要指征。

(2) 压迫性视神经病变。

(3) 暴露性角膜炎甚至导致角膜溃疡。

(4) 作为其他眼科治疗的辅助性治疗。

(5) 静脉回流受阻引起的高眼内压和持续的压迫感。

4. 眼眶减压属于眼眶手术,为什么说眼眶手术属于高难度手术?

眼眶手术是眼科手术中难度最高的手术操作之一,应由具有丰富临床经验和娴熟手术技术的高年资医师(至少高年资主治医师)来完成。以眼眶肿瘤手术为例,术前手术医生对肿瘤的定位和定性的判断是手术能否顺利施行的前提,根据肿瘤的位置和性质采用最简单最直接的手术入路,以达到对眼眶结构和患者的损伤最小化。但是,并非所有高年资医生都能够完美完成该手术,必须具备眼眶解剖基础、影像学知识(自己会阅片），每年至少50例的眼眶手术经验，坚韧的意志力，还要有对患者高度负责的精神。国内能够具备以上条件的医生并不多，患者在选择为你做眼眶手术的医生时必须注意以上几方面，否则，会造成不可逆转的损失。

为此，手术医生必须具备以下几点：

（1）熟悉眼眶解剖学及生理学：眼眶解剖与生理学内容复杂，除了长期实践的积累和学习外，可借助计算机三维辅助学习系统帮助掌握提高，也可利用尸体做眼眶解剖学研究。

（2）仔细阅读和分析各种影像学资料：术前仔细阅读眼眶肿瘤CT、MRI影像学资料，如轴位及冠状位眼眶CT扫描可显示肿瘤在眼眶的位置：肿瘤位于肌锥内或肌锥外，肿瘤与眼外肌、视神经、眼球的关系以及是否侵犯眶骨等。在怀疑有些肿瘤是眼眶继发性肿瘤、视神经肿瘤如胶质瘤或脑膜瘤向视神经管内或颅内蔓延时，可行MRI或增强MRI的轴位、冠状位、矢状位三维扫描，进行肿瘤的定位。

一般而言，眼眶减压手术的手术难度和风险在某种程度上要高于眼眶肿瘤手术。

5. 甲状腺相关眼病"个性化治疗三部曲"是怎样的？

在近20年甲状腺相关眼病的摸索诊治中，海军军医大学附属长征医院眼科经过20年来的研究，形成一套较为成熟的综合治疗方案，大体分为三步："冲击治疗""眶减压术""对症微调"，即"甲状腺相关眼病治疗三部曲"。

第一部曲：冲击治疗（有别于单纯激素冲击）

活动期的患者对激素和免疫抑制剂治疗较好。对于中度、以前未曾治疗的甲状腺相关眼病患者，甲泼尼龙与环磷酰胺冲击治疗被证明是有效的。甲泼尼龙与环磷酰胺联合大剂量三日冲击治疗，同时配合营养视神经、补钾、补钙、胃黏膜保护剂辅助治疗，减轻其不良反应和并发症带来的不适反应。我们给患者每个月冲击治疗一次，一般冲击3～6个月可以短期减少眶周水肿,缓解眼病不适,减轻复视,甚至可以防止视功能受损。

同时,患者应在内分泌科积极调整甲状腺激素水平,维持其在正常范围内。患者还应避免辛辣刺激性食物,戒烟,防止用眼疲劳,遇强光需戴墨镜,避免情绪不稳定。睡眠时头高位,睑裂闭合不全者需涂眼膏或湿房保护。

对激素和免疫抑制剂治疗不敏感的患者,可以考虑适当放射性治疗。

第二部曲：眶减压术

静止期的患者或经过冲击治疗病情趋于平稳的患者,如果有继发压迫性视神经病变、严重眼球突出继发暴露性角膜炎等并发症,或因眼球突出主观要求改善外观。在甲状腺功能控制稳定半年的情况下,病情不再进展六个月后可行眼眶减压术。根据病情,可选择一壁、两壁和三壁减压,同时可以联合经穹窿结膜切口切除眶内脂肪,达到缓解眼球突出并提高视力的目的。经证实,眼眶减压术是治疗严重甲状腺相关眼病病例较有效的方法。

第三部曲：对症微调

眶减压术后,患者仍有相应眼部症状,可针对性手术治疗。

(1)眼睑退缩矫正术：对于眼睑退缩严重,睑裂过大,仍存在暴露性角膜炎或影响外观的患者可考虑。手术方式包括：Müller肌切除术、提上睑肌延长术、提上睑肌缘切开术、下睑缩肌及囊睑筋膜后徙术、睑裂缝合术及睑裂缩短术等。

(2)眼肌病的手术治疗：限制性眼外肌病是甲状腺相关眼病最常见的临床表现之一,眼外肌的炎症、水肿和纤维化是导致肌肉丧失运动功能的原因。手术时机可选在眶减压术后眼肌病情稳定3～6月之后,将病变肌肉后徙,严重的肌肉纤维化应将Tenon囊和肌肉周围组织充分分离。

相信经过的上面"甲状腺相关眼病治疗三部曲"之后,患者不仅可以获得眼球突出的缓解、视功能的保全、甲状腺相关眼病并发症的消退,而且可以获得明显改善的外观。如此,给患者一个健康、阳光、自信的人生。

6. 眼眶减压是指什么？眼眶减压手术的方式有哪些？

任何通过扩大骨性眼眶和（或）去除眼眶脂肪来降低眶内压升高及其影响的手术都被称为眼眶减压术。

眼眶减压手术，主要包括两种手术方式，即眼眶骨壁减压手术和眼眶脂肪减压手术。所以，患者认为眼眶减压就是切除或者磨除骨头，是个误区。

眼眶骨壁减压手术，即通过去除眼眶骨壁，扩大眼眶容积，而达到减压目的。根据入眶方式，眼眶骨壁减压手术可分为经鼻窦的、经皮肤的、经结膜的、经泪阜的、内镜经鼻的或内外壁平衡减压。根据去除的骨壁数目，可分为一壁减压、二壁减压、三壁减压或四壁减压。

眼眶骨壁减压手术，主要是针对三个骨壁：内壁、下壁和外壁。粗略的估算，每一骨壁减压，可以降低眼球突出度2～3 mm。EUGOGO总体估算，二壁的眼眶减压手术可降低眼球突出度3.2～4.8 mm（平均4.3 mm），三壁的眼眶减压手术可降低眼球突出度5.6～6.5 mm（平均6.0 mm）。

每一种手术方式，都要考虑到治疗结局和副作用之间的平衡。传统的观念是，针对中度的眼球突出，眼眶内下壁减压手术仍是最普遍的首选术式。如果是严重的眼球突出，可以联合眼眶外壁减压。然而，另一个截然相反的观念是，眼眶减压手术的首选术式应是眼眶外壁或深外壁减压。眼眶外壁减压，不仅能够满足日益增长的美容人群的需求，而且存在很低的手术风险，包括持续性复视和脑脊液漏等并发症。

眼眶脂肪减压手术，即通过切除眼眶脂肪组织，减少眼眶组织的体积，而达到减压目的。

眼眶脂肪减压手术，入眶方式可以是经结膜的或经泪阜的隐蔽切口，切除范围可以包括眼眶内上方、内侧、内下方和外下方的脂肪组织。眼眶外上方的脂肪组织，不但需要经皮肤的切口方可切除，而且不能达到眼眶减压目的，是完全不推荐的。粗略的估算，每切除眼眶脂肪组织

1 ml，可以降低眼球突出度 0.7 mm。总体估计，眼眶脂肪切除总量可达 5.5～6.5 ml。

总体来说，眼眶脂肪减压手术是一个安全的手术方式，不仅可以改善眼球突出，而且可以缓解高眶压，特别适合的人群包括脂肪增多型甲状腺眼病所致的中度眼球突出、眶脂肪脱垂和静脉性充血所致的面部毁容。

近年来，眼眶骨壁减压联合脂肪切除手术逐渐得以普及，不仅可以增加眼球突出的回退程度，而且可以减少医源性复视的风险。

患者常常关心的是眼眶减压手术是否会留有瘢痕？一般讲，如果不是通过皮肤入路进行眼眶减压的，不会有瘢痕的产生，经眼睑皱襞（即双重睑）切口手术瘢痕也不明显。

7. 医生为什么要做眼眶减压手术的评估？

眼眶减压手术的术前评估是很重要的。首先，甲状腺眼病的诊断要正确。甲状腺眼病是一个临床诊断，没有任何一个单独的临床表现或一项实验室检查能够确诊甲状腺眼病。对于有甲状腺功能亢进症病史、伴有双侧眼球突出的患者，甲状腺眼病的诊断往往没有困难。但是对于仅有单侧或不对称的眼球突出且没有甲状腺功能异常的患者而言，甲状腺眼病的诊断却是有难度的。另外，单侧或不对称的甲状腺眼病，往往需要进行鉴别诊断，如颈动脉海绵窦瘘、肌炎型眼眶炎性假瘤、IgG4 相关眼眶病。

其次，手术前对甲状腺眼病患者的眼科检查是非常关键的，可以帮助判断手术适应证。常规的眼科检查，包括：① 视功能，如视力、色觉、瞳孔功能，甚至是视野检查；② 炎症充血，如泪阜水肿、结膜水肿、结膜充血、眼睑充血和眼睑水肿；③ 斜视/眼球运动受限；④ 外观上角膜暴露，如眼球突出、眼睑位置。

眼眶影像学检查，特别是 CT 扫描，对于眼眶减压手术而言非常必要。

眼眶CT扫描,不仅有利于甲状腺眼病的诊断,还可以提供眼眶减压手术所需要的解剖细节,如鼻窦的形态和病变、骨性眼眶的形态和测量、重要的解剖关系和标志(图5-1)。

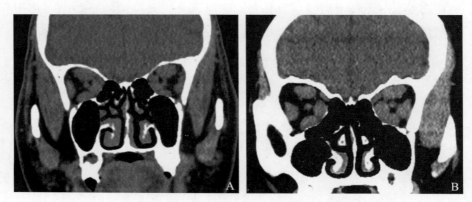

图5-1　甲状腺眼病的眼眶冠状位CT扫描

A:筛顶很薄,脑脊液漏风险大;B:筛顶很厚,脑脊液漏风险小

此外,对患者心理状态以及其对手术方式、可能发生手术并发症的了解程度的评估,也是手术前需要实施的必要步骤。

8. 经鼻内镜下眼眶减压术治疗甲状腺相关眼病效果如何?

鼻窦和眼眶相邻,因此通过鼻内窥镜技术可以经过鼻腔、鼻窦对眶内壁、下壁实施骨性减压,在手术中给予眼球适当压力使眶内脂肪疝出以增加眼球回退,这也是临床上常用的手术方式。有报道称这种手术可平均减低眼球突出4.7 mm,并可有效地降低眶尖部的压力,缓解视神经压迫症状,手术不留皮肤瘢痕。对于有视神经压迫的患者,可以同时施行视神经减压术,从而达到保护视功能的目的。在鼻内镜下手术可以清楚暴露眼眶解剖,能够更好地保护筛顶、眶尖、视神经管等重要结构,在减少手术并发症方面有较好的优势。另外,该术式对面部无创伤,不会遗留瘢痕,因而为大多数患者接受。目前经鼻内镜眶减压术在治疗甲状腺相关眼病上发挥越来越大的重要作用。

9. 眼眶减压手术会有哪些并发症?

眼眶减压手术常见并发症包括暂时性或永久性复视、眶下神经麻痹、睑内翻、眼球移位。眼球及神经和血管损伤、脑脊液漏、中枢神经系统感染、脑血管痉挛、缺血和梗死等严重并发症,是非常罕见的。另外,合并基础病者,如糖尿病、心血管病和呼吸道疾病,需警惕全麻风险。

复视是眼眶减压手术最常见的并发症。重度患者更易发生,特别是活动期的重度患者。诱发复视的手术操作,可能是过度的牵拉眼眶脂肪,特别是眼外肌滑车系统损伤。

复视的预防措施包括:① 完整保留眼眶内下角骨梁;② 避免去除眶下壁或过度去除;③ 骨膜切开,注意避开眼外肌;④ 避免损伤下斜肌起点;⑤ 仔细止血,直视操作。

原有复视的恶化率为30%,约10%需进行斜视矫正手术。复视的新发率约为10%。暂时性复视,常常仅维持3个月即可自行恢复。因此,眼眶减压手术诱发的永久性复视,应当至少观察3个月,方考虑进行斜视矫正手术。

视力丧失,是眼眶减压手术罕见且严重并发症。眼眶减压手术导致视力丧失的直接原因是眼球、视神经或血管的损伤,包括非直视的牵拉眼眶脂肪组织、碎骨片直接或间接压迫视神经等原因。另外,罕见的原因是眼眶血肿,可以导致眼眶压力急剧升高,或视网膜中央动脉痉挛,视网膜和视神经缺血而造成失明。

视力丧失的预防措施包括:① 避免长时间的压迫眼球;② 仔细止血,直视操作,注意处理筛前、后动脉;③ 动态监测瞳孔变化;④ 单纯眼眶脂肪切除手术,避免加压包扎;⑤ 动态监测疼痛感、突发突眼和视觉障碍,每隔30 min一次,持续12 h;⑥ 眼眶脂肪切除手术,避免不恰当的牵拉脂肪,特别是纤维化的脂肪。

脑脊液漏,是眼眶手术的罕见并发症,但最常发生于甲状腺相关眼病的眼眶减压手术,约1%。

眶深外壁减压,摒弃锋利的磨钻,替换为金刚钻,可以减少硬脑膜等软组织的咬切伤。

眼眶内壁减压的脑脊液漏高危区域是筛凹或筛板。因此,准确的判断低位的筛顶(筛凹)或筛板,即脑脊液漏的高危患者,特别是骨壁薄的,是非常关键的。

眼眶血肿:眼眶减压手术,需要控制眼眶血肿量不超过5 ml。预防措施包括:① 确保眼眶内壁减压的范围不超过筛动脉;② 分辨眶下神经血管束,电凝血管,避免使用咬骨钳;③ 分辨并电凝颧血管。

眶下神经麻痹:眶下神经支配区的感觉异常,通常数月即可恢复。眶下神经麻痹的常见原因是骨壁的锐性咬除。因此,骨壁应当金刚钻仔细的磨削。另外,过度的烧灼眶下神经血管束,可以导致眶下神经麻痹。重度眼球突出者,如果需要去除整个眶底,眶下神经麻痹是不可避免的。

眼球内陷和眼球下沉:眼球内陷是眼眶减压手术的罕见并发症,通常是由于眼眶骨壁和眼眶脂肪过度去除所致。基于历史照片的发病前外观,评估和计算手术需求,是非常关键的。眼球内陷后重建全部或部分的眶壁,或者脂肪移植,可以矫正眼球内陷。

眼球下沉,可以表现为眼球"日落"征、眼睑位置异常、眼眶容积缺损和斜视,主要发生于近眶缘的眶底和内下壁过度去除者。预防措施包括:① 保留整个的眼眶内下角骨梁或前中段;② 避免破坏眼球支撑筋膜Lockwood韧带;③ 保留距离眶缘1.0~1.5 cm的眶底范围。眼球下沉的矫正措施,包括回纳减压前端的内容物,植入短的刚性材料重建前眶底和内下壁。

溢泪,是手术所致的泪囊移位的首要并发症,常发生于眶内壁减压过度靠前者。因此,眼眶内壁减压的入路,一定要位于泪囊窝后方。溢泪的治疗措施,包括泪囊鼻腔造瘘手术、鼻道植管手术。

10. 甲状腺相关眼病的斜视和普通斜视一样吗?

甲状腺相关眼病由于眼外肌肥大,运动受限,我们称为机械性眼球运动障碍,是一种限制性斜视,虽然是非共同性的,但是,也有别于麻痹性斜视,后者是由于神经麻痹导致眼外肌不全收缩。甲状腺眼病的眼外肌功能障碍,下直肌最常受累,其次是内直肌和上直肌,表现为最初的肌炎、随之的纤维化,导致眼外肌缺乏弹性而变僵硬,从而发生限制性眼外肌功能障碍。

因此,针对甲状腺眼病的限制性斜视,眼外肌手术需要遵循特殊的原则。

11. 甲状腺相关眼病眼外肌功能障碍有哪些手术指征?

眼外肌功能障碍的手术适应证是失能,而不是整容的问题。因此,复视是眼外肌功能障碍的最常见的手术适应证,而不仅仅考虑斜视的角度。如果双眼斜视角相同,由于融合功能,患者不一定会出现复视。双眼单视视野检查,可以量化判断复视的范围。显而易见的是,注视的第一眼位和(或)下视的复视是最严重的失能状态。

代偿头位,对旁观者来说就是患者歪头来看事物,即眼性斜颈,而不是颈背疼痛所致的,是眼外肌功能障碍的另一个手术适应证。

另外,眼外肌功能障碍可以导致注视相关性眼压升高,如果患者出现眼压升高所致的视神经病变,则需接受眼外肌后徙手术,以降低眼压。

12. 患者何时应该做眼外肌手术?

眼外肌功能障碍的手术时机,应该是甲状腺相关眼病的稳定期,即甲状腺功能正常、甲状腺眼病不活动和眼球运动功能稳定至少6个月。另外,一定要在任何形式的眼眶减压手术之后,方可进行眼外肌手术。

因此，至少应当提前6个月进行评估，包括疾病活动性、斜视角等，而且需多次复查。如果必要的话，需要进行磁共振检查确定受累的眼外肌并判断有无水肿。另外，应该进行被动牵拉试验，确认纤维化的眼外肌功能障碍。

眼外肌功能障碍的手术成功标准为：① Goldman视野检查双眼单视视野；② Graves眼病特异性生活质量问卷调查表（GO-QoL）。

13. 如何判断眼外肌功能障碍的手术预后？

眼外肌功能障碍的手术效果往往于4～8周逐渐显现并稳定。眼外肌手术前呈松弛状态的拮抗剂肌张力逐渐恢复，防止眼球向眼外肌后徙方向转动。因此，斜视角通常于手术后最初的1个月减小最显著。

以基本眼位的双眼单视或第一眼位的眼球偏斜小于2°～3°为标准，眼外肌手术的成功率，水平方向为60%～80%，垂直方向可达90%。

眼外肌严重纤维化，可导致高眼压，且在运动受限方向达到高点。受累眼外肌的后徙，可降低眼压。如果患者合并有青光眼，存在双眼严重上转受限的状态，应考虑进行下直肌后徙术，以降低眼压。

垂直方向的眼外肌手术，可以影响眼睑的形态，应首先进行垂直方向的眼外肌手术。提上睑肌和上直肌同受动眼神经支配，下直肌纤维化导致眼球向上注视受限，向上注视会出现上睑退缩，因此，下直肌后徙术可适当缓解上睑退缩。角膜缘后15 mm的位置，下直肌的筋膜囊和下睑缩肌融合，下直肌后徙术会导致融合部位向后移位而加剧下睑退缩。因此，下直肌后徙术，应进行睑囊头筋膜离断术或下睑缩肌松解术，以预防下睑退缩。

14. 眼外肌功能障碍的手术并发症包括哪些？

手术并发症包括两类：常规斜视手术并发症，如巩膜穿孔、感染、年龄综合征；甲状腺眼病斜视手术的更常见或更危险并发症，如眼外肌滑脱、垂直性斜视过矫、眼睑位置改变、持续性复视、旋转性斜视、融合功能减退或消失。

眼外肌滑脱或遗失，是严重的并发症。眼外肌滑脱，指的是重新固定于巩膜的眼外肌，走行在肌肉鞘内向后回缩，但仍附着于巩膜；一旦发生眼外肌滑脱，应进行眼外肌探查及复位术。值得注意的是，眼外肌向眶尖回缩，并不是紧贴眼球壁的，因此，应该毗邻眶壁探查，而不是沿眼球壁。

垂直斜视过矫，可出现于手术结束的即刻，原因是下直肌的过度减弱，多见于同侧上直肌或对侧下直肌相对性挛缩的甲状腺眼病患者。垂直斜视过矫，也可能于手术之后的数周或数月缓慢发展和恶化，即迟发性垂直斜视过矫。

轻度过矫，可以棱镜矫正；严重的过矫，则需要矫正手术。值得注意的是，严重上直肌挛缩患者，表现为上直肌功能过强、被动运动试验强阳性，后徙的下直肌加强手术通常不能有效的恢复，而最佳选择是同侧上直肌或对侧下直肌的减弱手术。

垂直方向的眼外肌手术，可以影响眼睑的形态。下直肌后徙术的最常见并发症是下睑退缩，预防措施是尽可能松解下直肌和下睑缩肌、Lockwood韧带之间的筋膜。值得注意的是，高强度的下直肌后徙术，可能会诱发一定程度的下睑退缩，往往需要进行后序的眼睑手术。

如果眼外肌手术矫正眼位至合适的位置，但是却存在持续性复视，则需要重新检查，以明确可能的原因。

15. 甲状腺相关眼病斜视手术能达到什么效果？

甲状腺相关眼病斜视手术达到的效果是：通常在注视正前方时眼位大致正常，可以走路和阅读，或者通过轻度代偿头位即可满足走路和阅读的需要。这是因为甲状腺相关眼病患者通常多条眼外肌受累，肌力、弹性等均不正常。所以甲状腺相关眼病斜视手术与常规的共同性斜视手术有很大的不同，难以在术后达到双眼正位、运动协调和各方向无复视的效果。

16. 眼睑位置异常都包括哪些？这个手术有必要做吗？

眼睑的异常主要指眼睑退缩，包括上睑和下睑，是甲状腺眼病的最常见临床病症，不仅可以造成难以接受的毁损面容，而且会导致视力受威胁的暴露性角膜病变，如角膜溃疡。眼睑复位手术，可以联合眼睑成形术，是康复性手术的终末的手术方式。因此，眼睑复位手术，对甲状腺眼病的生活质量改善，是至关重要的。

17. 上睑退缩可以不手术而采用药物治疗吗？

二十世纪六十年代，即开始首次尝试药物治疗Graves上睑退缩。局部给予肾上腺素受体阻断剂，如胍乙啶，可以减轻上睑退缩。然而，肾上腺素受体阻断剂，存在不良反应，如血管扩张、激惹、眼刺激征和不适感，而耐受性差。

肉毒杆菌毒素A型，主要是作用于神经肌肉接头而阻断乙酰胆碱的释放，是另一种Graves上睑退缩的药物治疗方式。对于不渴望或不能手术治疗的患者，化学去神经术，是一种很好的选择，而且可以作为活动期眼病的暴露性角膜炎和结膜炎的暂时性治疗措施。肉毒杆菌毒素A型的化学去神经作用，可持续3～4个月，并具有一定的风险，如复视和上睑下垂。

针对甲状腺眼病的早期炎症活动期，结膜下注射曲安奈德20 mg，1～3次，可以有效缓解上睑退缩。曲安奈德具有抗炎和抗瘢痕的作用，可能是上睑退缩的机制。曲安奈德的不良反应，主要是眼压升高的风险。

18. 眼睑退缩手术治疗的手术时机是什么？

甲状腺相关眼病上睑退缩的手术目的包括维持视功能和保护角膜，恢复毁容的外观。手术时机应在停止药物等所有保守治疗，且于眼眶减压手术、眼外肌手术之后，眼睑退缩至少稳定半年，方可进行。

19. 眼睑退缩手术治疗效果如何？

Graves 上睑退缩的主要手术方式包括：Müller 肌切除术、提上睑肌后徙术、提上睑肌"Z"形切开术、提上睑肌-Müller 肌延长术，可经皮肤入路或经结膜入路，可以单个手术或联合手术。

手术方式的选择，主要依据上睑退缩的程度和上睑向下牵拉的抵抗力程度，以达到满意的眼睑下降量而且不存在颞侧眼睑张开征为目标。不同手术方式的退缩矫正量为：① Müller 肌切除术：退缩矫正量为 1～2 mm；② 后路的提上睑肌后徙-Müller 肌切除术：退缩矫正量为 2～3 mm；③ 前路的提上睑肌后徙-Müller 肌切除术：退缩矫正量为 3～4 mm；④ 前路的提上睑肌-Müller 肌延长术：退缩矫正量为 >4 mm。

20. 眼睑复位术可能有哪些并发症？

眼睑复位术的并发症，主要包括矫正不足、矫正过度、眼睑轮廓异常。后路的 Müller 肌切除术，可以影响泪液的分泌。另外，异体移植材料，可能会发生排异、收缩或移位。罕见的情况，坚硬的移植物会固定而影响向下注视的视野范围。

（1）矫正不足：是眼睑退缩最常见的并发症。针对上睑退缩，应当取坐位观察眼睑位置，手术即刻状态可过矫 2 mm。

（2）矫正过度：相对少见。针对上睑退缩，如果手术即刻发现明显的上睑下垂，应进行眼睑缩肌的修复；如果围手术期 1 周的时间，可以进行调整，否则，需后期进行提上睑肌缩短手术。针对下睑退缩，应当调整下睑缩肌的后徙量和植入物的宽度。

（3）眼睑轮廓异常：常表现为上睑鼻侧下垂而颞侧退缩，睑缘平坦，或双眼的重睑不对称。注意保留鼻侧小条提上睑肌或 Müller 肌，可以避免鼻侧过矫导致的眼睑轮廓平坦。

（4）双重睑过宽：由于提上睑肌或者 Müller 肌延长或者切除后瘢痕粘连，上睑退缩手术后常常造成上眼睑双重睑增宽肥厚，持续很久才能消除，相当困扰患者。一般外路经皮肤入路较内路、涉及提上睑肌较 Müller 肌更容易发生。

21. 暴露性角膜炎导致的角膜溃疡是否有手术干预的必要？

暴露性角膜炎导致的角膜溃疡主要的治疗方法包括频繁使用人工泪液、血清滴眼液和局部抗生素。上述效果不佳时，可采用羊膜移植对角膜表面进行保护，或采取眼睑临时性缝合的方法改善眼表暴露这种状态。

对于静止期眼球突出，睑裂开口增大，下直肌纤维化的患者可通过眼眶减压术、单侧或双侧下直肌后徙术和眼睑延长术进行手术矫正。

当眼睑延长术因疾病处于活动期不能进行时，可以提上睑肌注射30 IU 肉毒杆菌毒素暂时性减少眼表暴露的程度。

22. 所有治疗结束后，眼眶会恢复到原来的状态吗？

眼眶减压手术、斜视手术和眼睑退缩手术均结束后，眼眶各种症状可以缓解、减轻，眼球突出较前减轻，复视症状有所好转，眼部外观大大改善，但不能够完全恢复到原来的状态。另外，由于甲状腺相关眼病的病程有可能仍在进展，无论是手术治疗还是药物治疗，都没有改变疾病的自然病程进展，眼眶的症状可能会再次加重，所以经过治疗，眼眶不能够完全恢复到最初的那种状态。

六、心理治疗

◆ 甲状腺相关眼病的心理治疗重要吗?

◆ 甲状腺相关眼病患者有哪些常见心理问题?

◆ 甲状腺相关眼病患者为什么比正常人更容易出现心理问题?

◆ 甲状腺相关眼病患者的精神心理问题应该如何治疗?

◆ 甲状腺相关眼病患者应该如何自我调节维护心理健康?

◆ 甲状腺相关眼病患者的护理者该如何协助维护其心理健康?

1. 甲状腺相关眼病的心理治疗重要吗?

多项研究显示,Graves病患者在其甲状腺功能恢复正常后很长时间内都需要心理支持,特别是甲状腺相关眼病患者,特别需要心理支持。然而目前缺乏用于评估甲状腺相关眼病患者心理支持价值的系统性数据。

系统性的心理学测试证实,缓解期的Graves病患者,其心理功能仍然受损,生活质量也仍然较差。Graves病患者经过治疗甲状腺功能恢复正常后,其焦虑症和双相情感障碍的患病率较高,同时,其焦虑、抑郁和心理困扰的等级得分也都较高。

另一项研究发现,由于持续存在精神问题,约有三分之一接受过治疗的甲状腺功能亢进症患者(其中77%患有Graves病)无法恢复日常工作。

而残留精神症状的患者甲状腺功能亢进复发的机会明显更高。有研究显示,Graves甲状腺功能亢进症患者,接受抗甲状腺药物治疗2到5年后甲状腺功能恢复正常；撤药时，部分患者甲状腺功能亢进症复发。这些患者往往是那些在治疗期间有精神症状的患者。与健康受试者和完全缓解的Graves甲状腺功能亢进症患者相比，复发的Graves甲状腺功能亢进症患者在与抑郁和焦虑相关的量表上的得分明显更高，并且对压力的耐受性更低。

应激性生活事件量表的得分与血清TSH-R抗体浓度和甲状腺容量显著相关，但与血清甲状腺激素浓度无明显关系。

甲状腺相关眼病和Graves甲状腺功能亢进症的患者群在很大程度上重叠。甲状腺相关眼病患者的精神和心理症状对疾病复发的影响，在一定程度上可以参考上述研究结果。因此，需要高度重视甲状腺相关眼病患者的精神心理问题。给予甲状腺相关眼病患者充分的心理支持，是一种重要的治疗手段。

2. 甲状腺相关眼病患者有哪些常见心理问题？

有多项研究结果证实，甲状腺相关眼病对生活质量有负面影响。与健康被试相比，甲状腺相关眼病患者焦虑量表和抑郁量表的评分均有明显增加。这个结果表明，与健康人相比，甲状腺相关眼病患者更为焦虑和抑郁。

有眼球突出、眼睑退缩等容貌损毁体征的中、重度甲状腺相关眼病患者，与没有容貌损毁体征的轻度甲状腺相关眼病患者相比，在标准情绪量表中得分更高。这表明中重度甲状腺相关眼病患者的情绪比轻度甲状腺相关眼病患者的情绪更加低落。

在认知功能障碍方面，缺乏关于甲状腺相关眼病患者人群的相关研究。参考Graves甲状腺功能亢进患者群体的相关研究发现，不同研究之间结果并不统一。有研究发现，甲状腺功能亢进患者的注意力下降，其在注意力测试中的表现与器质性脑病患者相当。但也有研究发现，甲状腺功能亢进患者与正常人在注意力方面表现相当。

3. 甲状腺相关眼病患者为什么比正常人更容易出现心理问题？

中、重度甲状腺相关眼病患者常常存在眼睑退缩、眼球突出、眼位偏斜等容貌损毁体征，严重影响患者社会交往活动。而且直到如今也并没有特别有效的治疗手段治愈疾病，使患者眼部恢复至病前水平。只能针对疾病产生的眼症给予对症治疗，常常需要多次手术，有时病情还会反复。所以，中、重度以上的甲状腺相关眼病患者容易产生悲观、失望、焦虑、抑郁的情绪。

甲状腺相关眼病的患者通常有甲状腺功能的异常，以甲状腺功能亢进为主。精神疾病和精神症状是甲亢的常见特征。在甲状腺功能亢进症中，β肾上腺素能活动增加是许多生理和心理症状的原因。甲状腺功能亢进症患者最常见的精神疾病是抑郁、躁狂和焦虑症。至少在患有Graves甲状腺功能亢进症的患者中，除了甲状腺功能亢进症以外，自身免疫过程和眼病，也应被视为影响精神状态的因素。有多项研究证实，甲状腺功能亢进患者比健康受试者更容易出现抑郁和焦虑症状。另一项在轻度甲亢、亚临床甲亢和正常人之间的调查显示，轻度甲亢和亚临床甲亢的人精神和身体都更好，但比正常人容易焦虑和心动过速。

4. 甲状腺相关眼病患者的精神心理问题应该如何治疗？

甲状腺功能亢进症的治疗通常可以改善精神症状。研究发现在接受类甲状腺激素治疗后，甲状腺功能亢进患者的心理症状调查结果和认知测验与健康受试者相似。

有一项针对29例同时患有严重抑郁症的甲状腺功能亢进症患者，在单独接受抗甲状腺治疗（抗甲状腺药物、碘[131]放射治疗、甲状腺部分切除术）之后，其精神疾病得到了完全缓解。另一项研究中10位Graves甲状腺功能亢进症患者都有焦虑或至少一项情绪问题，经抗甲状腺治疗后其精神疾病也都得已痊愈。

关于认知功能，甲状腺功能亢进症的成功治疗可改善更复杂的记忆任务,注意力和集中力测试无明显变化。

β受体拮抗剂对甲状腺功能亢进患者的精神症状也有良性的影响。一项小型研究评估了单独使用普萘洛尔治疗对10例未经治疗的Graves甲状腺功能亢进症妇女的心理症状和精神疾病的影响,每一位患者至少有一项精神疾病诊断。普萘洛尔治疗2周后症状显著改善。尽管血清甲状腺激素浓度未改变,但心率降低和甲状腺功能亢进的其他症状同时改善。普萘洛尔的治疗不仅减少焦虑症状,抑郁和疲劳症状也有所减轻。普萘洛尔治疗后只有一名患者仍符合精神疾病(严重抑郁)的标准。

在一项交叉双盲安慰剂对照的小型研究中,一组患者焦虑症状与甲状腺功能亢进有关(原因不明),另一组是原发性焦虑患者,普萘洛尔治疗效果与安慰剂效果没有区别。

对于甲状腺功能亢进症患者的精神疾病的治疗研究数量太少,范围也太小,不足以为推荐提供坚实的基础。对于甲状腺相关眼病患者的精神疾病的治疗研究数量更少。小型试验和病例报告表明,甲亢继发的精神症状和精神疾病应首先通过恢复正常甲状腺功能得到治疗。β受体拮抗剂药物,特别是普萘洛尔,结合抗甲状腺治疗仍然是治疗甲状腺功能亢进引起的整个精神症状的一种选择。患有严重躁动或精神病的患者可能需要使用抗精神病药物对症治疗。即使在成功治疗甲状腺功能亢进症后,仍有相当一部分甲状腺功能亢进症患者患有精神疾病或精神症状,生活质量下降。

5. 甲状腺相关眼病患者应该如何自我调节维护心理健康?

甲状腺相关眼病患者可以通过正念冥想和肌肉放松进行自我调节。刚开始需要在心理治疗师引导下完成,掌握之后就可以自己在家练习。

冥想是引导出放松反应的一种技术,具有缓解压力的作用,能够帮助解决紧张焦虑状态、反应性抑郁、失眠等。如今冥想法已经发展成为正念冥想法。每次冥想练习约20 min,每天1～2次,每周5～6天,持续

8周。

首先，选择一处安静的地方进行冥想。要找到一个放松、舒适的姿势，闭上眼睛，集中注意自己的呼吸，并让思想自由地流动。如果思想分神了，可以通过注意呼吸、注意气体的吸入和呼出将它拉回来。冥想练习10～20 min，然后和朋友一起谈谈冥想的体会。

有7种态度可以帮助你进行冥想练习。

（1）不做任何判断：最好不进行任何判断。我们倾向于将人、事和经验进行分类，并作出判断。但这些判断会使你在冥想时无法观察到心灵的流动，会妨碍意识的体验。为了避免做出判断，请集中注意呼吸。

（2）要有耐心：要有耐心，让事物按照自己的时间展开。没有必要将我们生活的分分秒秒都填满忙碌的活动。

（3）敞开心灵，关注每时每刻的体验：初学者常常让过去的经验影响现在的体验。注意对每时每刻的体验开放心灵，不要让过去的经验进行判断，使你分神。

（4）相信感觉和直觉：冥想是要相信自己的感觉和直觉。例如，如果身体告诉你冥想的姿势不舒适，你就要改变自己的姿势。

（5）不要强求自己：正念冥想是一种练习过程。每个人的练习都会有所不同。不要让自己去获得什么事情，或者达到什么目的。只要关注每时每刻的心灵过程就可以了。

（6）要有接纳的态度：去观察和接受事情每时每刻或现在的真实面目。

（7）放任思想流动：放任思想流动，不要附加任何条件或者停止在任何思想上。

肌肉放松法通过教会人有意识地去感觉主要肌肉群的紧张和放松，从而达到放松的目的，可用于焦虑、惊恐发作、失眠、胃肠激惹综合征的干预。每天进行2次，每次15～20 min，2周为一个周期。

治疗师会让你绷紧和松弛各部分的肌肉。所有的人都存在身体肌肉紧张的情况,否则我们就不能站、坐和运动。但有时会紧张过度。通过绷紧和松弛练习、你就能认识并比较紧张和放松时的感觉。然后我会训练你对某个肌肉发出放松的指令、这样当你感觉紧张时,就会控制紧张,并放松下来。

肌肉放松是一项技巧练习。如同其他技巧一样,要掌握好它,就要做大量、反复的练习。练习过程中,感到不舒服时可以活动一下。也可能会有强烈的感觉,但它们的产生是正常的。

练习时要穿着舒适的衣服,不要戴隐形眼镜。练习环境要安静,坐带椅垫的座椅(或者放有枕头的诊疗床)。

练习时尽量坐得舒服些,闭上眼睛,听引导语。注意练习时身体中的某种特殊感觉,然后减低这些感觉,并增加放松感。

(1)利势手握拳:紧握右拳。注意手和臂部的紧张感,5 s后松开拳头、将以右臂放松,感觉紧张和放松之间的差别。

(2)非利势手握拳:左手做同样的事情,紧握你的左拳,注意手和前臂的紧张,5 s后放松,感觉紧张和放松之间的差别。

(3)一个或两个手腕:向上弯曲你的手腕,尽量使手指指着肩部,注意手背和前臂肌肉的紧张,放松,感觉紧张和放松之间的不同。

(4)一个或两个手臂肱二头肌:握紧双拳,向肩部弯曲手臂,并绷紧肱二头肌,体验双臂肌肉的紧张,停一会儿再放松,放下双臂垂到身体两侧,体验紧张和放松之间的不同。

(5)肩膀:耸起肩膀,越高越好,感觉肩膀的紧张,停一会儿再放松,感觉紧张和放松之间的不同。

(6)前额:先皱起额头和眉头,直到出现了皱纹。然后舒展眉头,进一步舒展额头。

(7)眼睛:紧紧地合上双眼、感觉眼睛周围的紧张。5 s后放松眼部肌肉。体验紧张和放松之间的不同感受。

(8)舌头、咬肌:咬紧牙关,将嘴角向后拉,体验下颌部的紧张。5 s后放松咬肌。感觉紧张和放松之间的不同。

（9）嘴唇：紧闭双唇，感觉嘴唇周围的紧张感，停一会儿放松。体验嘴唇和整个面部的放松状态。

（10）头后仰：用力向后仰起头部，注意背部、肩膀以及颈部的紧张，停一会儿放松。

（11）下颌贴胸：用力低头，尽量将下巴靠住胸部，注意颈前肌肉的紧张，然后放松。

（12）后背：拱起背部，挺起胸部和腹部并离开椅背，注意背部和肩膀的紧张感，保持一会儿再放松，感觉紧张和放松之间的不同。

（13）胸肌：做一次深呼吸，让气体充满肺部，并持续一段时间，注意胸部和腹部的紧张。然后自然吐出空气，享受愉快的感觉。

（14）腹肌：绷紧腹部肌肉、并保持一会、让腹部肌肉拧到一起、注意到腹部的紧张，然后放松。

（15）臀部肌肉：提起或收缩臀部肌肉，体会臀部的紧张，然后放松。

（16）大腿：伸直双腿、感觉到大腿肌肉的紧张。5 s后放松，感觉紧张和放松之间的不同。

（17）小腿、脚：将注意力放在小腿和脚部肌肉。将脚趾指向头部，使小腿肌肉紧张起来，就像有一根线将脚趾提起来一样。感受拉力和紧张。然后放松，让腿部肌肉完全放松下来。体验肌肉紧张和放松间的区别。

然后重新练习一遍全部肌肉。当治疗师提到某个肌肉群时，注意那里是否存在紧张感；如果有的话，就集中注意那组肌肉，并使它们放松下来，想象紧张从身体中排除出去。依次放松脚部、脚踝和小腿肌肉，腿部、臀部肌肉；放松下肢所有肌肉；将紧张从腹部、胸部和背部排除出去。放松上臂、前臂和手部肌肉。放松颈部和喉咙的肌肉。放松面部肌肉。让全身肌肉放松下来。将所有紧张从身体中驱除出去。然后闭上眼睛，静静地坐一会儿。

要像进行体育锻炼那样投入的进行正念冥想和肌肉放松练习，要有足够的自律。你不必喜欢它，只要练习就可以了。8周后，就可以检查练习是否有效果了。

6. 甲状腺相关眼病患者的护理者该如何协助维护其心理健康？

甲状腺相关眼病患者的护理者可以通过情感支持、修饰指导和家属支持来帮助其维护心理健康。

（1）情感支持：为患者营造一个舒适的环境，护理人员诚恳自然、友好的态度帮助患者正确认识该病，减轻并消除患者的消极心理。如对心情不快的患者给予劝导、慰抚，使患者心情愉快；对疑虑的患者给予解释，解除其顾虑；对消极悲观的患者给予精神上的鼓励支持。

（2）修饰指导：教会患者适当的自我修饰，以增加患者心理的舒适度和美感。甲状腺相关眼病患者常常会出现浸润性突眼的症状，严重影响患者的自我形象，建议患者外出时佩戴深色眼镜，鼓励患者多参加学习活动，能以愉悦的心情正确认识疾病。

（3）家属的支持：家属的言谈举止对患者产生极大影响，护理人员应对家属进行保护性医疗的宣传，避免对患者的精神刺激影响治疗。不论遇到什么情况，家属都应保持沉着、冷静，并能温和自然地给患者以安慰、鼓励。

健全的家庭结构，会使家庭功能健康运转。家庭成员良好沟通、情感交流、支持，能使患者建立正常的心理与行为的良好条件反射，巩固正常健康的心理动力定型，防止外界不良刺激的影响。

在对甲状腺相关眼病患者的护理中，护理人员要学会耐心倾听，帮助患者及其家属提高对疾病的认知水平，使其了解患者情绪、性格改变的原因，给予患者更多的理解和支持，鼓励患者表达自己的内心感受，尊重和同情患者，建立互信关心，指导和帮助患者正确认识疾病，避免情绪剧烈波动，这对患者建立自信，改善生存质量很有帮助。

七、中医中药治疗

◆ 传统中医对甲状腺相关眼病有研究吗？

◆ 现代中医对甲状腺相关眼病如何辨治？

◆ 中医中药治疗甲状腺相关眼病有效吗？

1. 传统中医对甲状腺相关眼病有研究吗？

中医典籍里其实有很多关于眼眶病的描述。比如614年隋朝巢元方所著《诸病源候论》中有"目珠子脱出候"，有"鱼睛不夜""状如鱼胞"等描述；682年唐朝孙思邈所著《银海精微》里有眼症描述为"鹘眼凝睛，坚硬不能转运，气血凝滞，睁然如鹘鸟之眼"。1602年明朝王肯堂所著《证治准绳》中有述："鹘眼凝睛，犹鹘鸟之珠，赤而绽凝者，凝，定也。"1742年清朝吴谦《眼科心法要诀》中有述："鹘眼凝睛睛突定，目珠胀硬痛难当"。

我国流传至今的第一部眼科专著《秘传龙木眼论》，传承自隋唐时期《龙树菩萨眼论》，成书于宋元间，目前流传版本为明朝万历年间刊印的。其中的"鹘眼凝睛外障"（鹘，音骨，意为海东青，是一种鹰科鸟类）就有详细的描述："此眼初患之时，忽然痒痛泪出，五脏眼起皆硬，难以回转，不辨人物。切宜针引血脉，以摩风膏摩之。此疾皆因五脏热壅冲上，脑中风热入眼所使。宜服泻肝汤、抽风散立效。"并附诗曰："五轮目硬难回转，鹘眼凝睛是本形，欲知根深何处起，脑中风热脏中蒸。先将针风引风壅，药压涂摩血脉行，元损只宜从向泄，除嗔戒行即平平。"

这些描述从西医角度讲应该就是甲状腺相关眼病。所以国人对甲状腺相关眼病其实早有研究。

2. 现代中医对甲状腺相关眼病如何辨治?

　　中国中医科学院广安门医院和首都医科大学中医药学院的研究认为,甲状腺相关性眼病属自身免疫病,其发病与肝、脾、肾三脏关系尤为密切,故宜从肝、脾、肾立论。辨证以虚定型,以实定候,肝、脾、肾亏虚为本,湿痰瘀阻为标,故治以滋阴清肝、补益脾肾、利湿化痰、活血化瘀为主,同时结合整体与局部眼部改变,统筹遣方施药,可取得良好疗效。

　　合肥中医药大学的研究认为,中医药在辨证论治的基础上,可针对甲状腺相关眼病(中医称"鹘眼凝睛")不同的证型,分期做出药物的调整,同时配合针灸、刺络放血,中药熏洗等方法能缓解眼部症状、减少西医治疗的副作用和防止疾病复发。但是目前中医药对于甲状腺相关性突眼的辨证分型、分期、疗效评价还未做出统一标准。另外,中药组方对于TAO的作用机制还处于探讨的过程中,相关的动物实验研究以及血液数据分析还存在不足之处,这些都需要进一步的研究。

　　黑龙江中医药大学的研究认为:中医认为"目病多郁",情志不遂、精神抑郁等不良情绪导致的肝郁证是眼科疾病最重要的致病因素之一。与此同时,眼病患者病久易肝郁,气机不畅,目窍愈加不通,加重眼病。以疏肝解郁为本,兼以通络明目,在临床应用中显示了较好的疗效。甲状腺相关眼病肝郁证型也较为多见,用疏肝通窍法治疗每收良效。

3. 中医中药治疗甲状腺相关眼病有效吗?

　　广西中医药大学通过网络药理学研究显示绞股蓝总皂苷可以影响JAK-STAT信号传导通路中的8个靶标来治疗甲状腺相关眼病。

　　郑州大学一附院和辽宁中医药大学的研究都显示,雷公藤的有效成分,雷公藤内酯或者说雷公藤多苷,可以通过抑制$IFN-\gamma$诱导的眼眶成纤维细胞激活治疗甲状腺相关眼病,在共含1 517例甲状腺相关眼病患者的

19项临床研究中，无论是否与免疫抑制剂合用，都可以提高疗效、减少不良反应。

成都市中西医结合医院的研究显示，夏枯草多糖，与地塞米松比较，可以选择性抑制甲状腺相关眼病患者的眼眶成纤维细胞，而对正常人的眼眶成纤维细胞无抑制作用。

上海中医药大学附属龙华医院的研究显示，虎杖的有效成分，白藜芦醇苷，可以减少活性氧自由基的产生，在体内和体外均能抑制眼眶成纤维细胞的脂肪化生。

山东大学齐鲁医院的研究认为，角叉李可能通过PI3K-AKT途径抑制炎症和增殖并促进细胞凋亡，可以作为治疗TAO的潜在方法。

总之，中医中药对活动期轻度甲状腺相关眼病的患者还是有治疗作用的，但疗效较慢。对于进展较快的中、重度和极重度患者以及静止期的患者，中药作用就很有限了，还是需要西药和手术治疗。

八、其他辅助治疗

◆ 甲状腺相关眼病的复视手术时机不成熟该怎么治疗？

◆ 甲状腺相关眼病复视佩戴压贴三棱镜矫治有什么不良反应？

◆ 甲状腺相关眼病复视佩戴压贴三棱镜矫治有什么注意事项？

1. 甲状腺相关眼病的复视手术时机不成熟该怎么治疗？

甲状腺相关眼病引起的复视，如果因为甲状腺功能不稳定、甲状腺相关眼病仍处于活动期或眼眶减压手术尚未完成等因素，而复视较重、斜视明显的，又不能接受手术治疗的，可以半透膜遮盖非主导眼，以主导眼单眼视物消除复视。

甲状腺相关眼病活动期较小度数的斜视复视、稳定期程度较轻达不到手术起点的斜视复视，或是复视矫正手术后残余的微小复视，可以通过佩戴三棱镜片或压贴三棱镜膜矫正。

2. 甲状腺相关眼病复视佩戴压贴三棱镜矫治有什么不良反应？

三棱镜或压贴三棱镜膜都存在分光效应，佩戴后视物可能会出现虹视，就是在一定角度看白光时会看到彩虹。周边视野会有一定的扭曲失真，中心视力存在1～2行的视力下降。

不过，压贴三棱镜的确能帮助很多患者正前方和下方的视物重影消失。所以，很多患者体验下来，认为单眼视物模糊但能获得双眼单视胜于单眼视物清晰但双眼视物重影，最终耐受三棱镜的不适，长期配戴。

3. 甲状腺相关眼病复视佩戴压贴三棱镜矫治有什么注意事项？

甲状腺相关眼病引起的复视，如果度数特别大，或者水平和垂直方向都有复视，单在非主导眼镜片压贴三棱镜不足以矫正复视，或是存在旋转复视时，不建议佩戴压贴三棱镜。这种情况可以尝试半透明的压抑膜遮盖非主导眼镜片，达到消除复视的目的。

压贴三棱镜日常使用中，需要注意：

（1）定期清洗膜状压贴镜。清洗时不要将镜片取下，在细小的水流下冲洗镜片，清洗后仍有灰尘，使用柔软的细毛刷清洗压贴镜片的沟壑。

（2）使用中应尽量避免灰尘、肮脏和油腻的环境。

（3）禁止使用酒精擦洗镜片。不能用手或锐器刮、撬压贴镜片。若膜状压贴镜松动或脱落，放入原镜片盒或用眼镜布包好，交眼科医生处理。

第六章
甲状腺相关眼病典型实例及预后

一、免疫抑制治疗实例

- ◆ 患者1,眼球突出伴球结膜充血、水肿
- ◆ 患者2,眼球突出,眼睑水肿、闭合不全,球结膜显著充血、水肿

患者1

男性,甲状腺相关性眼病活动期,泪阜、球结膜充血、水肿明显,眼睑水肿(图6-1),行甲泼尼龙激素冲击治疗效果显著(图6-2)。

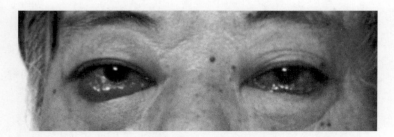

图6-1　首诊:双眼球结膜重度充血、水肿,脱出睑裂外,泪阜充血、水肿,眼睑水肿

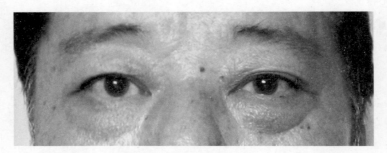

图6-2　激素冲击治疗后：双眼球结膜充血、水肿和泪阜充血、水肿基本完全消退，眼睑水肿明显减轻

患者2

男性，甲状腺相关眼病活动期，眼球突出，泪阜、球结膜充血、水肿明显，眼睑水肿（图6-3），行甲泼尼龙激素冲击治疗明显改善，仍有显著突出，后续又陆续接受眶减压手术和斜视矫正手术（图6-4）。

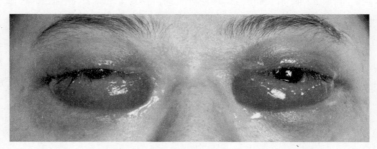

图6-3　首诊：双眼眼球突出，球结膜重度水肿，脱垂

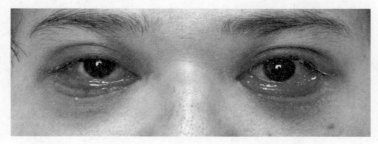

图6-4　激素冲击治疗后：双眼球结膜水肿明显减轻

二、眶减压手术实例

◆ 患者2,眼球突出伴球结膜水肿、眼位偏斜
◆ 患者3,眼球突出

患者2

男性,甲状腺相关性眼病,已行激素冲击,下图为其眶减压手术前(图6-5)和2次眶减压手术后(图6-6,图6-7)。

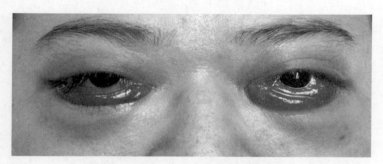

图6-5　双眼眶减压术前:经数月,双眼球结膜水肿反复发作,将行眶减压手术

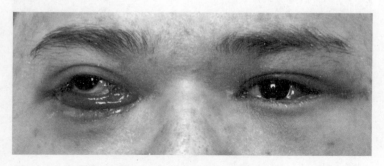

图6-6　左眼眶减压术后:左眼行眶减压手术,眼球突出与球结膜水肿明显改善

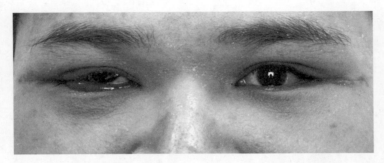

图6-7　双眼眶减压术后：相隔3个月后，右眼行眶减压手术，眼球突出明显改善，球结膜仍有水肿

患者3

女性，甲状腺相关性眼病静止期，眶减压手术治疗实例，图6-8、图6-9为其接受眶减压手术前后正侧位对比。

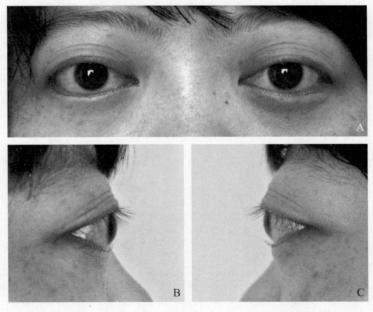

图6-8　双眼眶减压术前：双眼眼球突出，正位（A）照和右侧位（B）、左侧位（C）照

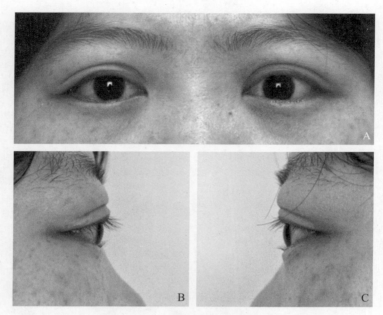

图6-9 双眼眶减压术后:双眼眼球突出明显改善,正位(A)照和右侧位(B)、左侧位(C)照

三、斜视手术实例

◆ 患者2,眼位偏斜伴视物重影
◆ 患者4,眼位偏斜伴视物重影

患者2

男性,甲状腺相关性眼病,曾行激素冲击治疗,双眼先后行眶减压手术,图6-10、图6-11为其斜视手术前后。

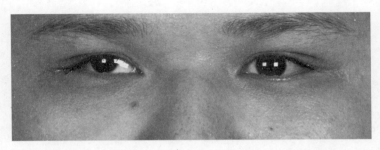

图6-10　双眼眶减压术后,斜视手术术前:左眼眶减压术后半年,球结膜水肿完全消退,眼球突出完全矫正,眼位偏斜,视物重影

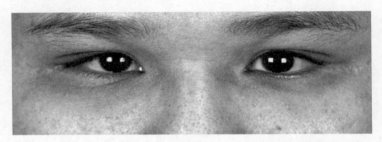

图6-11　斜视手术术后数月:斜视矫正术后3个月,结膜充血水肿消失,视物重影消失

患者4

女性,甲状腺相关眼病,曾行激素冲击治疗,图6-12、图6-13为其斜视手术治疗前后。

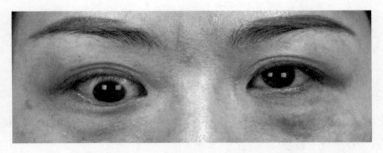

图6-12　斜视手术术前:经激素冲击治疗后,病情稳定,右眼下斜,视物重影,斜视手术治疗前

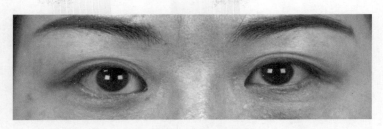

图6-13 复诊：数月后复诊，眼位正，视物无重影

四、眼睑手术实例

◆ 患者5，右眼上睑退缩、迟落

患者5

女性，甲状腺相关眼病，右眼上睑退缩伴上睑迟落，图6-14、图6-15、图6-16为行右眼上睑退缩矫正手术前后对比。

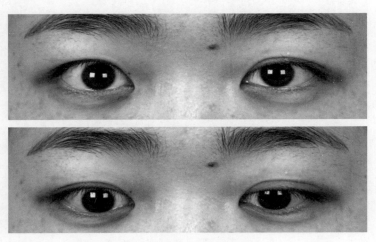

图6-14 上睑退缩术前：右眼上睑退缩，角膜上缘露白，向下注视时眼睑迟落

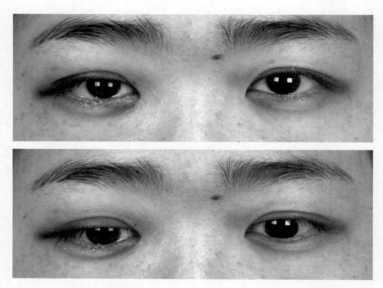

图6-15　上睑退缩术后1天：右眼行上睑退缩手术，眼睑水肿，眼睑回到正常位置，覆盖角膜上缘，向下注视时，眼睑跟随下落

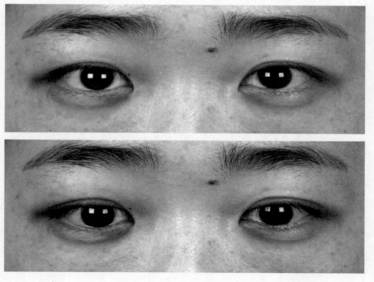

图6-16　上睑退缩术后2周：眼睑水肿消退，眼睑位置正常，向下注视时，眼睑对称跟随下落

第七章
患者经验介绍

1. 眼眶减压手术体会

　　从长征医院回来的途中一路上心潮澎湃，回想这一波三折的求医之路真是百感交集脑海中反复出现词就是：感谢、感恩……感谢教授精湛的医术和高尚的医德带给我们欣慰喜悦踏实和平安的生活，您的辛苦化成了和风细雨润泽成更加坚定的信念，手术后视力的恢复带给了我知足的狂喜，在这段时间的付出与收获中品味有爱与感动的人生不也是生活的恩赐吗？

　　我丈夫是十年前得甲状腺功能亢进并伴有甲亢突眼，2020年底左眼视力突然开始下降，今年初，当知道他的左眼患了压迫性视神经病变已经没有视力时，我感觉生活瞬间坍塌了，不能想象一个正值事业高峰期的年龄，视力出现问题怎么办？扭过头去泪水如注，我在挂号网站找到了魏教授，并预约挂号成功。那时候，魏教授就承载了我所有的希望与寄托！去之前也曾担忧，一位知名的权威专家每天接待患者无数，我们没有任何关系能得到魏教授的亲自医治吗？3月5日第一次见到魏主任，他的亲切与平和让举目无亲的我们在异乡感到有亲人关爱的温暖，魏主任安排我们住院做眼眶减压手术，盼着手术心中忐忑，可偏偏事与愿违，不知是因为压力大还是紧张，排了两次手术都因为血压高没做成，主任考虑到降血压差不多要一个星期，医院床位紧张，3月15日办了出院手续我安慰说：没关系，好事多磨。其实自己心里也难受，一路无语回到家，见到家人见到孩子的一刹那彻底泪崩。在接下来的日子里，我学会了准确测量血压，每天定时测量并记录下来，提醒他按时吃药，俨然一个专职护士。等血压稳定之后赶紧给主任和护士站联系床位预约住院事宜，期盼与等待是那段时间的全部生活，魏主任就是远方唯一挂念的亲人和所有的希望！

　　4月16日第二次去住院我坚信：只要做完手术视力肯定会恢复一些，可管床医生的一番话又将我心中的希望之火浇灭，他认为视神经压迫时间太长，即便手术视力恢复的可能性微乎其微，手术前主任把我们叫到办公室先讲了一下手术情况然后对我们说："我会尽力的"。他那从容淡定的目光足以抚慰我们此刻紧张不安的心，4月19日上午9点18分手术室来接，接下来开始了折磨性的等待，第一次未能手术的阴影一直在心头萦绕，真的再怕有什么情况不能进行手术，10点以后算着应该开始手术了，心里稍宽慰拿本书看稳定情绪，可翻了几页一个字也没看进去，索性合起书。想想签了几页的手术风险任何一项都令人心惊胆战，12点10分终于安返病房，一切顺利，心终于踏实了。当护士第一次来测光感，他能准确说出有无光亮刺激时，我的心就一阵激动，那份叠加的喜悦与感动竟让我与家人通电话时数度哽咽。第二天早上主任和其他医生来查房，知道情况后第一时间带他到检查室换药，当去掉绷带和纱布后确认他的眼睛可以模糊看到东西时，都惊叹不已虽然当时的视力只有一尺远，但足以让所有人都很兴奋了。因为那是一个好的信号，那就是视力已经开始缓慢恢复了。以后每天换药医生都会测一下视力范围，可以看清晰的范围每天都在增加，到第五天出院已经可以看到1 m以外了，也许完全恢复还需要一段时间，也许恢复不到最好的状态，但我已经很知足了。感谢您魏主任！您对医学领域的追求与执着、对患者的责任和使命，作为医生严谨的治学态度和为患者悉心付出的陶然，犹如甘泉医治之恩终生难忘，感谢您的关心！感谢您的帮助！感谢您的医治！感谢您的赐予！

　　6月11日第三次住院做右眼的眶减压手术，这次心情没有了前2次的凝重，俨然像去探望远方的亲人和朋友，也许心情使然竟然发现魏主任不仅平易近人，而且说话诙谐幽默，竟多了几份可爱和亲近。一切如期望顺利，6月19日出院。我也生活在医生的家庭中或多或少的现实无奈耳闻不少医疗系统的规则种种，而长征医院眼科犹如世外桃源让人感觉医疗行业还有一片净空。

　　生活是一个沙漏，日子的沙粒通过要井然有序；幸福是一道阳光在烦恼的乌云背后蒸腾起彩虹；生活是一种意义平凡却很充实，对于长征医院、对于魏主任、对于眼科医疗组，甚至于对那些可亲的护士们，一直以来总想为你们写点什么却总是搁笔，因为再华丽的辞藻也难以表达我心中的感激与赞美。总想和你们说点什么却总是迟疑，因为我知道你们又在为医治新患者而忙碌，铭记生命中经历的喜悦和感动，惦念生活中遇见的善良和宽慰，感恩所有的关爱和帮助，所有心中承载的太过丰盛与厚重的情感化作两个最平凡的字"谢谢"！杏林春暖，感谢仁心仁术的魏主任！感谢医苑新星蔡主任！感谢玉洁冰清、美丽纯净的马教授！感谢积极上进的唐医生！感谢秋萍、小葛以及叫不出名字的白衣天使们！

2. 甲状腺相关眼病眶减压和复视矫正手术体会

　　本人患甲亢突眼至今5年左右，当时眼虽突（能闭合）但视力尚无大碍，且当时对这病没足够了解，故就在当地医院内分泌科随诊治甲亢，对眼睛方面并不重视；但随时间推移甲亢药物治疗时好时坏，3年后眼疾始加重，眼肌纤维化增粗，眼位不正各方位转动受限且产生复视状。当地眼科主任坦言："知道这病但没能力治"，需做眶减压等手术方解决突眼等症状，但他无能为力；遂推荐找魏锐利教授，他才有办法治疗这疑难眼病。可教授看病号实难挂上啊！办法总比困难多，在网上挂号系统上N次不懈努力，终于挂到了看病号。期间也通过网上了解到眶减压手术是眼科最大最难最复杂手术，医生在神经十分丰富空间又狭小方寸眼睛中动刀子，犹如舰载机飞行员在大海上漂泊且空间有限战舰甲板上起降战斗机般精准操控本领；无疑做这样手术医生职业风险和精神压力都双重之大，须具备十分高超娴熟技术素养方能掌控做好做成功手术，避免损伤到丰富而脆弱视神经系统造成视力损害严重后果，具有这样能力的眼科医生在全国也为数不多，而魏教授是最具实力佼佼者，在业界有"北肖南魏"美誉。在此情况下 2016 年 10 月 12 日匆匆从浙江赶到上海长征医院眼科，终于见到了能助我们突眼病患者脱离苦海、治好眼疾的解救者——大名鼎鼎的魏锐利教授。至今还清楚记得，当天下午来自全国各地的十多位突眼患者聚集在教授特需门诊室，起先我和大家一样有点忐忑，心想这么权威教授该蛮严肃吧？但等见过面的感觉恰恰相反，教授洋溢的笑容使我和大家的紧张不安立马消失了。教授首先很平易地给大家简约介绍了一下突眼有关科普知识，然后又逐个面诊病况并给出下一步治疗方向。轮到我问诊时教授和气地了解病史并耐心回答了疑问，指出我当时处于活动期，需先行激素冲击治疗，病情稳定后择期眶减压手术。经二个疗程激素治疗控制稳定半年后，在住院床位十分紧张的情况下于 2017 年 7 月 14 日安排住院并于 20 日终于做了眼科中最大最难最复杂拟为"刀尖上舞蹈"的眼眶减压术；手术顺利且术后恢复良好，眼球回退也达效果，突出度改善，并且又在眶减压术半年后的 2018 年 1 月 3 日替我安排做了第一次左眼斜视（复视）矫正术，同样术后恢复较好，上下方向眼位不正得到改善，期待着下一次继续矫正手术后会有更圆满改变，等待病眼蜕变呈现那一天到来。在此一年多治疗期间，多次在魏教授那里复诊，每次看到找教授看病的人很多，但教授看病时总是平易近人，耐心认真态度让人倍感温暖亲切；虽我们患上这疑难突眼病是痛苦的，但能遇上魏教授这样医术高超、又乐于帮助我们眼病患者解除病痛、守护住这心灵窗户的好医生还算是不幸的幸运吧……也正是有了这样的医生，才能构建良性医患关系，才有了更多笃定信心一起努力战胜共同的"敌人"——疑难甲状腺相关眼病！深感魏锐利教授不愧为一位艺高胆大，曾上过老山前线，又红又专的军队医院走出来人民军医，优秀共产党员。他的医者仁心、善心、恒心长在心里、溶进血液里，心怀天下，大家风范！最后祝福魏锐利教授及医疗团队医生们工作顺安，身体健康，为我们广大眼病患者带来更多、更好的帮助！同时，在此还要感谢两次手术住院期间帮助过我的魏教授团队中蔡季平教授、程金伟副教授、黄潇主治医师、苏晴医师、娄恒医师及其他帮助过我但不知道叫不出名字的医护人员！正是因为有了你们的帮助才使得在寻医治病路上可走得踏实顺畅些。还要特别感谢葛青华护师在两次住院间给予术前、术后注意事项等及时提醒及答疑解惑耐心帮助，也要点赞下病区那位朴实的护士长同志。在此请允许我一并致谢意！

3. 甲状腺相关眼病手术前后心理体验

得甲亢2年了，因为突眼才发现的甲亢。刚开始突眼还不是特别明显，但是吃药一个多月后恶化了，上眼睑水肿、眼睑挛缩、倒睫、突出、复视、眼肌增粗、闭合不全等突眼可能出现的症状我一个没落下。老家的医生束手无策，当时的我就像一个得了绝症的患者一般绝望。刚发现时我27岁，事业正是上升期，也到了必须找另一半结婚的年纪。可是这场突然的变故，让我对未来不敢再有任何期许。突然间我不知道该如何去面对身边的人，逐渐变得自闭、不肯与人交流。每天醒来的第一件事就是给自己拍自拍看看眼睛有没有好一点，拍得多了就再也不想拍照了。因为每每看到自己的照片都会想哭，满心的委屈，觉得这辈子算完了。甲亢这个病对我而言最大的煎熬不是来源于病的本身，而是对我心理的打击。

我很幸运，在网上看到了魏主任写的有关甲亢突眼的文章，里边有全面、成熟的治疗方案，让我心里一下子重新燃起了希望。当即我就订票独自一人来到了上海，心里就想我一定要在上海把自己治好（如果一些病友想了解关于甲亢突眼的内容，想对自己的病情有一个清晰的认识，可以关注魏主任的个人网站，我相信你在那里能找到目前国内最权威、最全面的资料；魏主任每周二、周四手术，周一、周三门诊，其余时间应该还要开大大小小的会、学术交流等等，他这么忙还专门为我们患者写这么多文章，他是真的时时刻刻都把患者放在他的心上）。

第一次挂上号见到魏主任时感觉他特别和蔼、亲切，细心地为我解释我的病情并很快给出了诊断建议。主任说虽然凸的不是特别严重，可是直肌增粗比较多怕以后会影响视力还是建议我手术。并直接就帮我预约了床位，还嘱咐让回去好好休息，安心等待手术。等了大概3个月后终于等到了手术的日子，办理住院检查都很顺利，但是就在手术前一天我感冒了、咳嗽。出于对安全的考虑主任还是建议我先出院，等感冒好了再住院手术。并亲自交代等我感冒好了之后优先安排床位帮我手术，避免隔得时间太长又要重新做检查，也给我吃了颗定心丸，很暖心、很踏实。

半个月后终于可以手术了，进手术室后主任可能是怕我太紧张，还拍着我的肩膀说别紧张，会帮你好好做的，很快就好了。当时心里立马就踏实了。手术两个半小时很顺利，因为每个人对麻药的反应不一样，跟我一块手术的其他人术后有的会吐，也有没力气、很难受说不出话的，但是我很幸运没什么反应，回到病房脑子基本就清醒了，能说话，没有什么特别不舒服，就是手术后身体比较虚、麻药劲儿退了之后眼角动手术的地方有点疼但是可以忍受，第二天上午我就能下床了。手术回到病房魏主任还专门到病房去看我们，告诉我们手术很成功，让我们安心休息。

第二天拆纱布的时候最激动，魏主任也在旁边，当拆掉纱布看到镜子里的眼睛时，开心坏了，眼球回退很明显，并且眼睑不肿了，也不露白了；除了眼睛有点轻微充血，后来过了1周左右就消了，其他什么麻木、不舒服都没有。魏主任真的是妙手回春，眼形我觉得比我生病前还好看。

现在我右眼手术3个月了，回退效果我很满意，视力也恢复了，写评论前还专门去测了一下视力，术前右眼矫正视力0.6，现在1.0，一切都恢复得特别好。我又重新对自己的未来充满了希望，目前就想养好身体，尽快做第二只眼睛的手术。

得这个病以后我心里是有点抑郁的，魏主任就是那个走路都带风的人，他给我重新带来了光明，也为我重新打开了一扇窗。他不只是一位外科大夫，很多时候还是一位心理医生。谢谢、谢谢、谢谢，除了这句谢谢我不知道还能说什么来表达我对您的感激之情，祝您好人一生平安，健康长寿，为更多的人带去光明。在这里也要感谢周医生、沈医生、葛护士等所有医护人员，是你们的专业和付出让我重新感受到这个世界的善意和温暖。

4. 甲状腺相关眼病手术三部曲体会

我是一个Graves眼病（俗称甲亢突眼）的患者，家在东北，2015年初，感觉右眼疼、胀，有时候看东西不得劲，起初以为是工作和生活太累导致，因为工作用眼睛的时候多及正赶上孩子考学，并没有当回事，点点眼药水好像好些。后来愈来愈重，到附近医院检查也没查出什么。到6月份的时候，右眼就开始慢慢凸出来，眼裂增宽，上眼睑上移，这个时候已经明显影响面貌了。我是一个女人，这个样子是我不能接受的。多次到附近的数家医院检查，开始因为化验甲状腺功能正常，又是做CT，又是做MRI，只是发现眼肌增粗。到8月的时候，甲功化验不正常了。在北京、上海、天津多家三甲医院就诊，从内分泌科到眼科，从西药到中药，进行了3次大剂量的激素冲击治疗，除了因为考虑辐射因素没有做碘[131]治疗，其余能用的药和能想的办法都用了，激素治疗造成的并发症使我严重贫血，一次开车时突然昏厥，车撞倒了马路牙子上，前胎都爆了，所幸没造成人员损伤。即使这样，病情也没有好转。左眼也慢慢凸出来，接着两眼球不能同时协调运动，出现了看东西重影的情况。药物的不良反应和容貌的改变，使我的身心遭受了巨大的折磨，也使我的家庭笼罩在乌云中。

　　通过多家医院的对比、病友的交流和眼科医生的推荐，在甲功正常稳定后，2018年9月到上海长征医院找到了魏锐利主任，先进行了右眼眶的减压手术，"右眼回去了"，这是手术后，我的家人评价。2018年12月，魏主任又给做了左眼的减压手术，效果也非常明显。2019年4月，魏主任带病给我做了复视矫正手术，3年了，我又可以正着眼睛瞅人了，除了向上看差点，向下、左右看都没问题。2019年7月，做了右眼睑的Müller肌手术。10个月，做了4次手术，我的眼睛基本恢复正常，而且没有留下任何手术瘢痕，不知道病史的人，根本看不出来。住院开销远低于我的预期。走在街上，再也没有人用异样的眼光瞅我的眼睛，邻里的小孩看到我，都要伸出双手要我抱抱，而不是以前吓得直躲。可能没有人知道我现在的心情，以前对这样的生活场景是多么的渴望。这一切，都是魏锐利教授和他的团队带给我的，无异于给我一个新生。

　　由于家在东北偏远城市，没有通高铁，每次来上海看病、手术，最快都要坐27个小时左右的绿皮火车。魏教授知道后，每次手术都尽量提前安排，术前查房都要叮嘱些注意事项，对于我的问题也不厌其烦，耐心回答。做完1天的手术后，不顾疲惫再次查看患者。在专家门诊或特需门诊候诊时，无论排了多少人，我看到他对每个患者都是彬彬有礼、热心解答，从来不摆架子。前几天，我再次来到长征医院眼科复诊，看到消瘦不少的魏主任还在忙碌着，还和以前一样。我和家人真心感激魏锐利主任，希望他身体健康、快乐、一生平安，给更多像我这样的患者解除病痛、带来福音！

第八章
医生常提到的甲状腺相关眼病相关术语

- ◆ 两侧对称
- ◆ 视物模糊
- ◆ 充血浸润
- ◆ 复视
- ◆ 甲状腺功能正常
- ◆ 眼外肌
- ◆ 眼睑退缩
- ◆ 视神经病变

- ◆ 眼眶减压
- ◆ 眶周水肿
- ◆ 眼球突出
- ◆ 斜视
- ◆ 放射性碘消融
- ◆ 甲状腺炎
- ◆ 甲状腺毒症

1. 两侧对称

　　两侧对称是用来表示双眼同时受累的术语。对称表示双眼同等受累。甲状腺相关眼病是成人双侧对称性突眼最常见的病因。但并不是所有双侧发病的突眼都是由甲状腺相关眼病所致，也不是所有甲状腺相关眼病引起的突眼都是双侧的或对称的。大部分甲状腺相关眼病患者表现为不对称的眼部病变，也就是说，一眼受累较另一眼为重。

2. 视物模糊

视物模糊被认为是甲状腺相关眼病的一种严重症状。这可以由泪膜改变、角膜刺激或肌肉不平衡所致，但不是复视。视力模糊同样可以作为视神经病变的征兆，它是甲状腺相关眼病的潜在并发症。

3. 充血浸润

充血浸润见于免疫系统改变所致的甲状腺相关眼病亚型。充血浸润型病变比普通类型甲状腺相关眼病更严重，它是由甲状腺激素水平失调所致，尤其是甲状腺激素过量。在充血型甲状腺相关眼病中，免疫介质和免疫细胞聚集在眼眶组织中导致局部炎症反应。这导致了眼眶内容增加和眼压的升高。

4. 复视

复视即视物重影，它是由眼外肌改变引起双眼视野交错所致。眼部手术后肌肉位置重新调整也可引起复视。视物重影通常是由双眼失调所致。大部分甲状腺相关眼病患者都经历过双眼复视的情况。双眼复视可以通过遮挡一只眼来抵消。单眼复视（单眼视物时出现复视）一般不常见，通常是由角膜或晶状体异常所致，极少数由视网膜脱离引起。

5. 甲状腺功能正常

甲状腺功能正常是指甲状腺功能检查正常（正常水平的FT4、T3/FT3和TSH）的情况。活动性甲状腺病变的患者可以通过使用甲状腺激素替代物或抗甲状腺药物来治疗，使甲状腺激素水平维持在正常水平，从而达到甲状腺功能正常。但因为TSH水平可能需要在甲状腺毒症纠正后数周才会上升，接受抗甲状腺药物治疗的患者，只要FT4和T3/FT3水平降至正常参考范围，就可被认为甲状腺功能正常。当甲状腺相关眼病发生于甲状腺功能正常并且没有甲状腺病变的症状或病史的个体，他们就被称为患有甲状腺功能正常型Graves病。

6. 眼外肌

　　支撑眼球的6条眼肌通常被称为眼外肌,因为它们是起自远离眼球部位的独立眼眶结构。眼外肌包括上睑提肌、上直肌、下直肌、内直肌、外直肌和上斜肌。充血型甲状腺相关眼病的眼外肌逐渐增粗。

7. 眼睑退缩

　　眼睑,俗称眼皮。眼睑退缩指眼睑趋向于被拉向后部或远离眼球。通俗讲,眼皮被往后拉,包不住眼球了。眼睑退缩可能直接与甲状腺功能亢进相关。这些患者的甲状腺激素过量导致交感兴奋,引起眼睑退缩。除非形成瘢痕,否则当甲状腺激素水平恢复正常时眼睑退缩会自行缓解。眼睑退缩也可能由炎症直接累及肌肉(肌肉活动度下降)所致。甲状腺相关眼病患者的上睑退缩很有特征性,尤其是向下看时。

8. 视神经病变

　　视神经连接眼和脑组织,产生视觉图像。视神经炎症或破坏导致视神经病变,进而引起视神经受压和视力丧失。视神经病变是甲状腺相关眼病比较严重的并发症,因为他会导致视力受损,甚至失明。视神经病变的症状包括视物模糊、色觉减弱和视敏度降低,其特征性表现是视野中出现黑圈或阴影。

　　不能分辨红色是色觉丧失的一种早期征象。其特征是颜色饱和度降低,这种情况下红色系表现为粉红色或褪色的。研究人员发现,视神经病变的眼底通常是正常的,尽管有时可以看到视盘水肿、脉络膜皱褶和视盘苍白。

9. 眼眶减压

　　减压的本质意思是"缓解压迫"。甲状腺相关眼病中炎症介质和细胞的沉着使眶腔内压力升高。为了适应这种改变,机体试图通过迫使眼球向前突出来自减压。眼眶减压手术则是通过手术方式扩大眶腔容积来适应眼眶组织的增加,减轻眼球突出。眼眶减压包括移除部分眶骨,使眼眶组织可以向周围空间扩展,这些空间原来被外侧和顶部骨质或筛窦和上颌窦所占据。

10. 眶周水肿

水肿(液体潴留)特征性表现为肿胀。眶周水肿时,眼周的任何组织都可以受累。甲状腺相关眼病的水肿由眼肌增粗和静脉回流受阻所致。眶周水肿也可出现在甲状腺功能减退相关的甲状腺相关眼病。

11. 眼球突出

眼球突出是一种单侧或双侧眼球向前移位的状态,引起眼球异常突出,也被称为突眼。当眼眶自减压以容纳充血型甲状腺相关眼病中额外堆积的组织和水分时,便出现眼球突出。

眼球突出的程度取决于眼眶中有多少软组织(眼外肌和结缔组织)堆积。当一种称为糖胺聚糖的眶脂肪沉着物和白细胞浸润眼眶组织引起组织容积增加时,也会发生眼球突出。只要4 ml的眼眶容积增加就会导致6 mm的眼球突出。用赫特尔眼球突出计测量眼球突出度大于21 mm时则认为是不正常的。

12. 斜视

斜眼是一种表现为双眼不能聚焦的眼部情况,是由控制眼球运动的肌肉不平衡所致。斜眼通常导致斜视,可累及单眼或双眼。

当双眼不能协同侧向运动时则出现水平斜视,如果眼球向内转则形成内斜视,眼球向外转则形成外斜视。当双眼球转向上或下时则出现垂直斜视。扭转性斜视时眼球则不能同时沿光轴旋转。甲状腺相关眼病患者中,斜视将最终演变成复视。

13. 放射性碘消融

放射性碘消融是指甲状腺功能亢进或甲状腺肿瘤的一种特殊疗法，放射性碘（通常是碘[131]）被用于消融或破坏甲状腺细胞，有效减少可产生甲状腺激素的甲状腺组织数量。放射性碘消融可增加发生甲状腺相关眼病的风险，因为它导致甲状腺腺体成分进入血液，包括刺激性TSH受体抗体。小部分在放射性碘消融治疗之前就有明显甲状腺相关眼病的患者更容易发生这种情况。

14. 甲状腺炎

甲状腺炎指甲状腺腺体的炎症。甲状腺炎与甲状腺功能亢进和甲状腺功能减退都有关系。甲状腺炎可起因于自身免疫反应，也可由细菌或病毒感染导致。细菌或病毒性甲状腺炎通常与甲状腺相关眼病无关，虽然也可出现甲状腺激素水平异常所致的症状。

5%～10%的女性在产后出现短暂的产后甲状腺炎（PPT），也可伴随出现甲状腺相关眼病的症状。PPT通常在1年内自愈，它本质上也被认为是一种自身免疫病，与妊娠期免疫系统的变化有关。PPT在最终缓解以前，可引起甲状腺功能亢进或甲状腺功能减退的症状，有时也可甲状腺功能亢进与甲状腺功能减退症状相继出现。

15. 甲状腺毒症

甲状腺毒症是由过量甲状腺激素释放入血所致的临床综合征。甲状腺毒症可以引起全身所有器官的症状。甲状腺毒症的全身症状包括体重减轻、乏力、怕热、易怒、心悸、心动过速、颤抖、焦虑、性欲减低、月经紊乱、恶心、眼部改变以及毛发、指甲和皮肤的改变。甲状腺功能亢进症引起的甲状腺腺体过度活跃是甲状腺毒症的一个原因，但甲状腺毒症同样可以出现在没有甲状腺功能亢进症的情况，比如服用过量甲状腺素类药物或桥本病。